全国中医药行业高等教育"十四五"创新教材

针灸处方学

（第二版）

（供针灸推拿学等专业用）

主　编　李志道

全国百佳图书出版单位
中国中医药出版社
·北 京·

图书在版编目（CIP）数据

针灸处方学 / 李志道主编 . —2 版 . —北京：
中国中医药出版社，2023.2（2024.9重印）
全国中医药行业高等教育"十四五"创新教材
ISBN 978 - 7 - 5132 - 7738 - 9

Ⅰ.①针…　Ⅱ.①李…　Ⅲ.①针灸学-中医学院-教
材　Ⅳ.①R245

中国版本图书馆 CIP 数据核字（2022）第 150511 号

中国中医药出版社出版

北京经济技术开发区科创十三街 31 号院二区 8 号楼
邮政编码　100176
传真　010 - 64405721
唐山市润丰印务有限公司印刷
各地新华书店经销

开本 787 × 1092　1/16　印张 10.5　字数 235 千字
2023 年 2 月第 2 版　2024 年 9 月第 2 次印刷
书号　ISBN 978 - 7 - 5132 - 7738 - 9

定价　52.00 元
网址　www.cptcm.com

服 务 热 线　010 - 64405510
购 书 热 线　010 - 89535836
维 权 打 假　010 - 64405753

微信服务号　zgzyycbs
微商城网址　https://kdt.im/LIdUGr
官 方 微 博　http://e.weibo.com/cptcm
天猫旗舰店网址　https://zgzyycbs.tmall.com

如有印装质量问题请与本社出版部联系（010 - 64405510）

全国中医药行业高等教育"十四五"创新教材

编纂委员会

全国中医药行业高等教育"十四五"创新教材

《针灸处方学》编委会

苗　茂（内蒙古医科大学中医学院）

周丽莎（江汉大学医学与生命科学学院）

孟向文（天津中医药大学）

赵志恒（天津中医药大学）

袁洪平（长春中医药大学）

贾春生（河北中医学院）

郭桂荣（湖北中医药大学）

海月明（湖南中医药大学）

麻凯璇（天津中医药大学）

潘兴芳（天津中医药大学）

鞠传军（南京中医药大学）

再版前言

处方学是由诸多具体治病的处方，以功能归类，衍生出来的学科。

同一个处方，在治疗学和处方学中各有不同的内涵。在治疗学中，是为相关病证而设，明乎病因病机，以方合证；在处方学中，是为该方的功能所设，明乎功能，以证合方。以证类方，以方类证，相辅相成。

处方学的诞生，不仅阐明药物或腧穴相互配伍的机理，即方义；更重要的是扩大了原方的治疗范围。在中医学发展史中，具有里程碑的意义。

中药处方始于清·汪昂的《医方集解》。该书按照方剂的效用不同，分成21类，列方800余首，奠定了现代方剂学的基础。

中药的方剂学，荟萃历代精方，有权威性，得到普遍认可。纳入现代效方，反映新中国成立后的成果，是教育工作者的重要责任。

针灸古籍虽多，尚无类似处方学之作。建国之后，针灸工作者模仿方剂学，开创针灸处方学。针灸处方学之处方，都是今人所拟，虽然实用，但权威性受到挑战。研究、整理、筛选古籍的权威效方，任重道远。

本书自2005年6月第一版出版后，共重印9次，承蒙读者和出版社厚爱，要求再版。接此任务，欣忧并存，欣于大家的认可，忧于再版内容的增删。

经反复考虑，遵循总体例不变的再版原则，增删或置换部分内容。

关于体例，以往的针灸处方学书籍，有的类似治疗学，以病证为纲，处方为目，一证一方；有的类似方剂学，以功能为纲，处方为目。

本书以部位为纲，处方为目，开创了新的体例。方药与针灸虽同属中医学，但中药与腧穴的性质不同。中药治病，说到底是化学疗法，作用机理既有病位，又有病性。腧穴治病，说到底是物理疗法，作用机理基本是病位，腧穴具有双向或多向调节作用，与病性基本无关。对病性的调节，是通过针刺手法和灸量实现的。确认以部位为纲的处方体例，更符合针灸学。

《素问·六节藏象论》曰："脾胃、大肠、小肠、三焦、膀胱者，仓廪之本，营之居也。"在脏腑组合方面，仍依照"仓廪之本"的概念将脾胃、大小肠合为一体。

修订的主要内容有两方面：一是处方的内容，二是针刺手法和针感。

由李岩、周震主编的《李志道组穴》已经面市几年，组穴应用相对成熟，将其中部分内容纳入处方中。由本人主编的《飞经走气发挥》和《针灸临床应用发挥》分别由人民卫生出版社和中国医药科技出版社出版。其中针刺手法和针感较以前深入具体不少，将体会融入修订版中。笔者对灸法体会不多，所及内容浅显，是最大缺憾。

天津中医药大学中医学院有师承辅助教学模式，本人应邀与李玉仙、麻凯璇、赵志恒结缘，衣钵相传。她们三位在此次修订中承担重任，增补李玉仙为副主编，麻凯璇、赵志恒为编委。

李志道
2022 年 9 月于天津

一版编写说明

　　1998 年及 2000 年天津中医学院针灸系先后承担了国家中医药管理局和教育部世行贷款课题，主研五年制针灸推拿学专业课程体系和课程的优化整合。在广泛调研论证的基础上，认为在针灸专业中开设《针灸处方学》这门课程是十分必要的。为此，李志道教授在他多年前撰写的《针灸辨证治疗之方法》一书的基础上，于 2001 年编写了《针灸处方学》教材，经天津中医学院两届针灸专业本科生应用，得到了学生和院内外专家的肯定与认可。2002 年天津中医学院针推系向全国各高等中医药院校针灸推拿学专业提出倡仪，建议组织全国专家编写《针灸处方学》教材，得到各院校同行专家的大力支持和积极参与，并得到全国高等中医药教材建设研究会和中国中医药出版社的支持，所以就有了这本教材的正式编写出版。

　　本教材已列入"新世纪全国高等中医药院校创新教材"，由中国中医药出版社出版发行。来自全国 23 所中医药院校专家于 2002 年 10 月在天津中医学院召开了第一次编写会议，会上讨论了本教材的编写原则、编写大纲、编写体例、样稿模式，并进行了分工编写。经过几易其稿，于 2003 年 11 月在辽宁中医学院召开了定稿会。

　　本教材第一章概论，由马文珠、杨运宽、贾春生、李志道负责编写；第二章气血津液病处方及第三章脏腑病处方，由张宏、邵素菊、吴强、鞠传军、苗茂、海月明负责编写；第四章按部位处方，由东贵荣、朱广旗、周丽莎、郭桂荣、王茎、孟向文、潘兴芳负责编写；第五章对症处方，由潘兴芳、孟向文、李志道负责编写；第六章古方选读，由裴景春、袁洪平、宋晓平、王亚军负责编写；第七章现代处方选读，由冀来喜、刘一凡、孙克兴、马小顺负责编写。

　　因为本教材的编写尚属首次，所以我们采取了慎之又慎的态度。首先，扩大了编委会的范围，共有 23 所医药院校的专家参加编写，旨在集思广益；

其次，采取了主编、副主编负责制，每章都设一主编或副主编负责，层层把关；书稿由主编统稿后，部分内容又返到副主编、编委处，予以修改完善。可以说，为编写此书我们全体编委会人员用心再三，以期错误少一些、内容完整些。但是，由于是第一次编写这样的教材，在内容的准确性、公允性等方面，我们仍感忐忑不安，所以不足乃至错误之处，敬请医林同道指正。

在统稿过程中，孟向文、潘兴芳二位老师协助主编做了很多工作，顺致谢忱。

编委会

2005 年 1 月于天津

目 录

绪　言 ▷▷▷▷

针灸处方学是针对某一病机或某一症状，研究针灸治法、穴位配伍、组方规律及其临床应用的一门学科，是针灸的重要基础课程之一。

两千多年来，历代医家经过反复实践、不断总结，积累了大量的针灸处方。从历史各个时期的发展来看，针灸处方萌芽于春秋战国时期，形成于秦汉时期，积累于晋隋唐时期，发展于宋金元时期，成熟完善于明清时期。至今已有 4300 余首处方。

春秋战国至东汉是针灸处方及其理论由萌芽到形成的时期。《黄帝内经》的问世，标志着针灸理论体系的形成及针灸处方的诞生，其中记载针灸处方 240 余首。处方多以经络辨证为纲，循经取穴为主，提出了针灸处方的局部与远端选配穴原则，还为上下配穴法、前后配穴法、左右配穴法的发展奠定了理论基础。处方组成以单穴为主，多穴处方少见。注重选用五输、原、络等特定穴。《难经》根据五输穴的主治性能与五行配属，并结合脏腑五行属性，提出"虚者补其母，实者泻其子"的理论，为创立补母泻子配穴法提供了理论依据。东汉时期著名医家张仲景所著的《伤寒杂病论》全书在收集中药处方 314 首的同时，倡导针药并用，记载针灸处方 10 首，还根据阳证与阴证的不同，主张分别采用针或灸的不同方法，充分体现了他"阳证用针，阴证用灸"的规律。

晋唐时期，针灸学有很大发展，出现许多针灸专著，记载了大量针灸处方。现存最早最完整的针灸学专著《针灸甲乙经》，记载针灸处方 56 首，共选穴 47 个。晋代王叔和所著《脉经》，记载针灸处方 137 首，其中有 45 首处方多次应用了募穴和五输穴，并且完整地叙述了俞募穴理论，提倡"五输穴"与"俞募穴"配伍应用，还提出了针刺的补泻方法。善于治疗急证的东晋医家葛洪编写的《肘后备急方》，记载了许多有效的民间单方、验方。介绍针灸处方 129 首，针灸治疗急症处方 109 首，其中 99 首为灸方。唐代孙思邈编撰的《备急千金要方》《千金翼方》集唐以前针灸医方之大成，转载名医扁鹊治卒中恶风的灸法，华佗治伤寒的针灸法，徐嗣伯的灸风眩法，甄权的治喉痹风痹的针法及医学文献中关于各科针灸治疗的处方 461 首，并在处方后注明针刺的深度、留针时间及艾灸的壮数，显示出针灸处方学已开始走向系统化。《黄帝明堂灸经》标志着儿科疾病针灸处方的出现，其载录灸法处方 48 首，用穴 70 余个。王焘所著《外台秘要》收录了多种已佚著作的内容，记述针灸处方 74 首，其中单穴处方有 52 首，还全面介绍了各种灸法，对灸法在临床上的应用作出重要贡献。

宋金元时期是针灸配穴处方理论不断发展和针灸处方大量积累的时期。宋代翰林医官院编著的《太平圣惠方》，记载 36 首多由 3~7 个腧穴组成的针灸处方，并最早记述了火针处方。载录 195 种疾病针灸治法的《针灸资生经》，搜集了《素问》《甲乙经》

《备急千金要方》《黄帝明堂灸经》等诸家及民间散在的针灸临床经验，共载方387首。其配穴特点是根据病因选穴，重视压痛点在临床上的应用。元代杜思敬所著《针经摘英集》记载处方47首，所载处方中的每一个穴位都注明其具体针刺方法，体现了针灸处方中穴法与针法并重的原则。元代医家罗天益师承李东垣脾胃论，所撰的《卫生宝鉴》，记载针灸医案15则，其用穴特点以配穴处方居多，处方用穴重在补益脾胃，治疗上多用中脘、气海、足三里3穴，体现了罗氏温补脾胃的学术思想及其处方配穴原则和规律。最为重要的是，罗氏对其大部分针灸处方方义予以明确阐述，这在针灸处方发展史上尚属首创。《卫生宝鉴》为后世形成完整的针灸治疗理、法、方、穴、术体系作出了贡献。

明清时期出现了许多针灸专著，针灸处方的数量急剧增加，配穴理论趋于完善。各类书籍记载大量针灸处方，《针灸大全》载方248首，《针灸全生》载408首，《针灸聚英》载56首，《神灸经论》载147首，《类经图翼》载129首，《普济方》载180首，《医学纲目》载261首，《针灸逢源》载310首，《针灸集成》载252首，等等。处方用穴多在3~7个。特别是《针灸大成》，总结了明代以前的针灸治疗学成就，在配穴处方中，杨氏除吸取了前人同病异治、异病同治、循经取穴、十二经井穴、交经取穴等方法外，还总结了治疗某些疾病的经验配穴法。载方266首，已经具备了针灸处方的完整形式。例如："伤寒无汗：内庭（泻）、合谷（补）、复溜（泻）、百劳。"体现了针灸处方组成的基本规律。这一时期的针灸处方有如下特点：首先，单穴处方显著减少，配穴处方成为主流。这一时期的针灸处方基本上都是3个穴位以上的配穴处方，两穴处方及单穴处方已很少见。其次，配穴理论、配穴方法极其丰富，如远道取穴法、十二原穴夫妇相合法、担截配穴法、八脉交会穴配穴法等。

近50年来，针灸处方有了长足的发展，广大的针灸工作者积累了大量有效的针灸处方。以中医专业用的本科教材《针灸学》和针灸专业用的本科教材《针灸治疗学》为代表著作，对每一病证都有专一的处方。各针灸专家的专著中，也都反映了各自的处方特点。

有一个问题必须明确，即处方与处方学的关系。无论是古代的针灸处方还是药物处方都有其共同之处，这个共同之处就是每一处方都是针对每一病或每一证而设的，即专病专方。对于古代药物处方，后世学者抓住了每一方剂的功能，将其主治范围扩大、延伸。有不少方剂的主治证，已远远超出了原来的主治证，产生了质变与升华，赋予原方剂更多新的内涵。这种质变与升华，就是处方学。如方药学中的六味地黄丸，出自钱乙的《小儿药证直诀》，原书主治"肾怯失音，囟门不合，神不合，目中白睛多，面色㿠白"。因其能滋阴补肾，后人将其主治证扩大了许多，应用于内、妇、儿、皮外诸科。石学敏院士创立的"醒脑开窍法"，原来是针对中风病而设，因其适应的病机是"窍闭神匿，神不导气"，故石氏本人及其后学者将其主治证扩大到由多种精神因素导致的病证。总之，处方是根据某一具体的病证而设的；而处方学是根据病机而设的。前者是以证论方，每一病证随病机的不同而遣以不同的处方，一证多方。后者是以方论证，每一处方都适应一定的病机，而每一病机都可导致多种病证，一方多证。两者之间既有密切的关系，又有本质区别。

第一章 概 论 ▷▷▷▷

处方是针灸治病的关键步骤。处方的组成是否合理，直接关系到治疗效果，故处方必须在中医学基本理论和治疗原则的指导下，根据经络的循行分布、交叉交会和腧穴的分布、功能，结合疾病涉及的脏腑、病情的标本缓急进行严密组合。做到理、法、方、穴、术的有机结合。本章主要介绍处方分类、选穴原则、配穴方法、组方规律等内容。

第一节 处方分类

目前针灸处方的分类尚欠统一说法，是一个值得深入研究的问题。根据不同的划分原则可分为以下两类，即按腧穴数量分类和按腧穴距离病位的远近分类。

一、按腧穴数量分类

《素问·至真要大论》说："治有缓急，方有大小。"这里虽言方药处方，针灸处方仍可借鉴。按腧穴数量分类，可以把针灸处方分为单穴方、双穴方及多穴方三类。

1. 单穴方

由一个腧穴组成的针灸处方称为单穴方。单穴方自古有之，记载颇多，有对症之方、对病因之方、对病变部位之方。如《素问·骨空论》："从风憎风，刺眉头"。《灵枢·杂病》："膝中痛取犊鼻，以员利针发而间之，针大如牦，刺膝无疑。"《灵枢·邪气脏腑病形》："胆病者，善太息，口苦，呕宿汁，心下澹澹，恐人将捕之，嗌中吤吤然，数唾……其寒热者，取阳陵泉。"《素问·骨空论》："风从外入，令人振寒汗出，头痛，身重恶寒，治在风府，调其阴阳，不足则补，有余则泻。"由于单穴方仅取一穴，病人痛苦少，易于接受。故一穴一方治疗疾病在现代针灸临床也受到了高度重视，现有多部单穴运用的专著。就疗效而言，有时独取一穴和取多穴的临床效果基本相同。

2. 双穴方

由两个腧穴组成的针灸处方称为双穴方，也称对穴方。两个腧穴配伍组合，在治疗作用上互补，在治疗力度上增强，取得更为快捷、更为理想的治疗效果。如《灵枢·厥病》："厥心痛，色苍苍如死状，终日不得太息，肝心痛也，取之行间，太冲。""厥心痛，腹胀胸满，心尤痛甚，胃心痛也。取之大都，太白。"《标幽赋》："头风头痛，刺申脉与金门。"近代针灸学术界对针灸双穴方的研究也非常重视，且有对穴的专著出版。临床常用的表里配穴法、原络配穴法、八脉交会穴配穴法等，也可以组成针灸双穴方，临床用于治疗相应的病证。

3. 多穴方

由 3 个或 3 个以上腧穴组成的针灸处方称为多穴方。由于疾病的多样性和复杂性，有些疾病针灸治疗需要多个腧穴配伍组合而成。多穴方是临床最常用的处方，不少针灸医籍涉及针灸处方时，其内容以多穴方为主。有的多穴方成为古今治疗某些病证的效方，如《黄帝明堂灸经》记载的中风半身不遂，言语謇涩的灸法治疗："宜于七处一齐下火，各灸三壮，如风在左灸右，在右灸左。"这七处腧穴是百会、耳前发际（上关）、肩井、风市、足三里、绝骨、曲池。

二、按腧穴距离病位的远近分类

由于医者的体会不同，就腧穴位置与病位的位置而言，可分为局部处方、远端处方和远近结合处方三类。

1. 病位局部处方

以病位的局部或邻近的腧穴组成处方，即病位局部处方。如咳喘证，以肺俞、风门、天突、膻中组成的处方即属此类。《百症赋》："咳嗽连声，肺俞须迎天突穴。"局部处方的适应证可用于局部的疼痛。如腰扭伤在压痛点或自觉痛点处，用毫针施以阻力针法。腱鞘囊肿在局部用火针点刺等。还可以用于治疗全身疾病，如以中脘、梁门、脾俞、胃俞组成的治疗脾胃病处方，除了治疗胃脘疼痛之外，还可以治疗由于脾胃功能失调引起的多种病证。

2. 病位远端处方

某一部位患病后，根据经络与脏腑的联系，不在局部选穴，而完全选取与病位较远的腧穴组成处方，即远端处方。如同为咳喘，只选尺泽、鱼际、列缺、合谷、曲池亦能收效，即属此类处方。《玉龙歌》："寒痰咳嗽更兼风，列缺二穴最可攻，先把太渊一穴泻，多加艾火即收功。"即属此义。这种处方应用的情况也很多。

3. 远近结合处方

某一部位患病后，既在病患处的局部临近选穴，又根据经络与脏腑的联系，再选取距离病位较远的腧穴共同组成的处方称为远近结合处方。这类处方最常用。还以咳嗽为例，可用肺俞、风门、天突、膻中、鱼际组成远近相配的处方以治之。《杂病歌》："咳嗽列缺与经渠，须用百壮灸肺俞，尺泽鱼际少泽穴，前谷解溪昆仑隈，膻中七壮不可少，再兼三里实相宜。"这组处方不仅是远近相配，而且更具多穴方、同部组合、同经组合、前后组合等多重内容。

第二节　选穴原则

选穴原则是指选取腧穴的基本法则，它是配穴处方的第一步。历代医家都非常重视对腧穴的选择，如《席弘赋》中所说："凡欲行针须审穴。"《百症赋》中也说："百症俞穴，再三用心。"证明了临证选穴的重要性。常用的选穴原则有近部选穴、远部选穴和对症选穴等。

一、近部选穴

近部选穴，是指在病位局部和邻近部位选取穴位进行治疗。这是根据腧穴的近治作用而制定的一种基本选穴方法。如鼻病选素髎或迎香，眼病选睛明、瞳子髎、球后、攒竹，面瘫选颊车或地仓，脱肛选会阴或长强，胃痛选中脘、梁门等；也可根据"以痛为腧"的原则，在局部寻找压痛点，并以压痛点施术。近部选穴可选取病痛局部的腧穴进行治疗。体现了"腧穴所在，主治所在"的规律。例如头痛选百会或太阳作为施术点。本法也常用于全身性疾病，俞募穴治疗全身性疾病即为其典范。

二、远部选穴

远部选穴是指在距离病变部位较远的部位选穴，《黄帝内经》中称之为"远道刺"。它是依据腧穴的远治作用而制定的选穴方法。远道选穴紧密结合经络的循行，体现了"经络所过，主治所在"的治疗规律。如四肢肘膝关节以下腧穴，善于治疗头面、五官、躯干、内脏病证。历代医家积累了丰富的经验，《灵枢·终始》说："病在上者下取之，病在下者高取之，病在头者取之足，病在足者取之腘。"《素问·五常政大论》："病在上，取之下；病在下，取之上；病在中，傍取之。"《针灸聚英·肘后歌》云："头面之疾寻至阴，腿脚之疾风府寻，心胸有疾少府泻，脐腹有疾曲泉针。"及"四总穴歌"等均属此类。

在临床具体应用时，又分本经选穴、表里经选穴、同名经选穴等。

1. 本经选穴

本经选穴是指在病变所在的经脉上选取穴位。本法既适用于肢体病，又适用于内脏病。如头痛：诸阳经脉虽然均循行到头，但在头部的具体分布却不同，临床要根据疼痛的部位，确定属于何经病变，然后再选取穴位。手阳明经筋，足阳明经脉均至额颅，故前头痛为"阳明头痛"，本经选穴可取合谷、解溪；少阳经脉布于头之两侧，故偏头痛为"少阳头痛"，本经选穴可取中渚、侠溪；太阳经脉布于头枕部，故后头痛为"太阳头痛"，本经选穴可取后溪、申脉；足厥阴经脉与督脉会于颠，故头顶痛为"厥阴头痛"，本经选穴可取太冲；肾主骨生髓，通于脑，故脑内痛为"少阴头痛"，本经选穴可取涌泉、太溪。又如腰腿痛：足三阳经均分布于下肢，临床可根据经络的分布和病变的部位选取穴位。足太阳经分布于腰部和下肢的后面，若症见腰骶部、腘、腨、足外踝后疼痛者，属足太阳经经气不调，治取秩边、承扶、殷门、委中、承山、飞扬、昆仑等穴；若症见腰背痛连及髋部，沿股外侧、小腿外侧、外踝部疼痛者，属太阳少阳经气不调，治取大肠俞、委中、环跳、风市、阳陵泉、悬钟、丘墟等穴。若腰痛连及腹股沟、大腿前外侧、胫骨前缘、足背疼痛者，为太阳阳明经气不调，治取大肠俞、委中、气冲、伏兔、足三里、解溪等穴。肺病选太渊、鱼际；脾病选取太白、三阴交；胃病选取足三里穴，则源于治疗内脏病的范例。

2. 表里经选穴

表里经选穴是指某经或其所属的脏腑组织器官发生病变时，选取与其相表里的经脉上的腧穴进行治疗。它是根据表里经相通的规律而制定的选穴方法。表里经取穴，在《内经》中即有相关记载，如《灵枢·厥病》："厥心痛，腹胀胸满，心尤痛甚，胃心痛也，取之大都、太白。"表里经在临床应用时，一般多采用本经和表里经配合应用。如《素问·脏气法时论》："肝病者，两胁下痛引少腹，令人善怒，虚则目䀮䀮无所见，耳无所闻，善恐，如人将捕之。取其经，厥阴与少阳。"他如鼻病选少商、合谷；胃病选足三里、公孙；腹胀选公孙、太白、足三里、上巨虚等。

3. 同名经选穴

同名经选穴是指某经或其所属的脏腑组织器官发生病变时，选取与其经络名称相同经脉上的经穴进行治疗。它的根据是相同名称的经络相通。手足名称相同的阳经在头部相接；手足名称相同的阴经在胸部相接。如条口治疗肩痛。同名经选穴与本经选穴经常结合应用，这个方法在《内经》中，即有明确的记载。《灵枢·热病》："热病而汗出，及脉顺可汗者，取之鱼际、太渊、太白、大都，泻之则热去，补之则汗出，汗出太甚，取内踝上横脉止之。"《灵枢·厥病》："厥头痛，贞贞头重而痛，泻头上五行，行五，先取手少阴，后取足少阴。"此法在临床应用广泛，如头项痛、背痛取昆仑、申脉、足通谷，又可选后溪；胃脘痛取足三里，又可选取合谷；胁痛选阳陵泉，又可选支沟；咳嗽、喘甚者选太渊，又可取太白。

三、对症选穴

症状是疾病的病理反应，一种疾病可以出现多种症状，一个症状也可以在多种疾病中出现，所以对错综复杂的症状应加以分析，在明确辨证后，为解除病人疾苦，而对某些症状，选择有效的腧穴进行治疗，即为对症选穴。例如，发热者选大椎或曲池；痰多者选丰隆或中脘；贫血者选膈俞或足三里；低血压者选取素髎或内关；失眠可选神门、三阴交；流涎选水沟、颊车、合谷；舌强选哑门、廉泉、通里；积痛选四缝；崩漏选隐白；阴痒选蠡沟等。

对症选穴应属治标的范畴，但个别症状的解除，可以为治本创造有利的条件。本法的产生，是根据脏腑经络学说和腧穴的特异性而得来的。应用时，应根据病情的标本缓急，适当采用对症选穴，也是针灸处方中不可忽视的环节。

四、按穴名选穴

按穴名的含义进行选穴即为按穴名选穴法，腧穴的命名原则《经络腧穴学》已有论述。对于腧穴主治作用有启发者主要为腧穴功能类、脏腑类、气血类、经脉流注类等。如三阴交穴，"三"指三条经脉，"交"指交会。穴属足太阴脾经，又为足厥阴肝经、足少阴肾经交会穴，故名三阴交。由于脾统血、生血，肝藏血，肾藏精。该穴为肝、脾、肾三经交会穴，精血同源，因此就决定了三阴交为精血之穴。但凡精亏血少所导致的病证皆可用本穴治之，如眩晕、耳鸣耳聋、目疾、心悸、失眠、健忘、胁肋隐痛等。由于肝经过阴器，足太阴之筋聚于阴器，足少阴之筋并太阴之筋而上结于阴器，足三阴经交会于任脉的中极、关元，任主胞胎（可理解为主男女生殖系统），故男女生殖病证皆可用本穴为治疗主穴之一,如月经不调、痛经、带下、遗精、阳痿、不孕、不育等。又由于肾主水、脾主运化、肝主疏泄,故凡水肿、小便不利亦皆以本穴为治疗主穴之一。从中不难看出,只要紧紧抓住三阴交这个穴名特点,就可以灵活深入地运用和理解三阴交的主治证。他如承灵治疗神志病;目窗、光明治疗目疾;背俞穴治疗相关脏腑病;气海补气等皆属此类。

五、根据解剖学选穴

根据解剖学选穴是指在辨证论治的基础上,根据病情,结合解剖部位选穴。在具体应用时,可分为以下几类。

1. 按局部解剖选穴

按局部解剖选穴是指在病变脏器或器官的附近选取穴位,哪个脏器或器官有病,就在病变部位的附近选取穴位。如:头痛、头晕或脑的病证可选用百会、四神聪、风池、风府等穴位;眼病可选睛明、攒竹、瞳子髎、球后;耳病可选耳门、听宫、听会、翳风;哮喘与肺有关可选膻中、天突、肺俞等距离肺脏较近的穴位。他如治疗下肢痿软无力,若小腿活动受限,病在大腿,可取诸如伏兔、箕门、风市等穴;若足下垂,病在小腿,可取足三里、丰隆、阳交、外丘等穴。

此方法看上去与局部选穴近似,但由于中医与西医在解剖、生理病理等方面均存在着不同,在此主要强调西医解剖部位,如心病指西医的心脏病,而不包括癫狂失眠等;失眠与大脑皮质的生理功能失调有关,故治疗时可选取头部穴位四神聪、百会。

2. 按神经节段选穴

按神经节段选穴是根据脊神经的节段走行和分布选取穴位。如华佗夹脊穴,按照脊神经的不同节段,华佗夹脊穴可治疗不同的病证:颈$_1$~颈$_4$治疗头部病证;颈$_1$~胸$_1$治疗上肢病证;颈$_1$~颈$_7$治疗颈部疾病;颈$_3$~胸$_9$治疗胸廓及胸腔内脏病证;胸$_5$~腰$_5$治疗腹腔内脏病证;胸$_{11}$~骶$_2$治疗腰骶病证等。

3. 按神经干走向和分布选穴

神经干有固定的分布,所以在针灸临床中,可以在辨证的基础上,结合神经干刺激进行治疗,对某些病,尤其是神经系统的病证,有一定的疗效。如面神经麻痹可配合牵正、翳风等穴刺激面神经干;三叉神经痛可配合下关,根据不同的针刺方向分别刺激三叉神经第Ⅰ、Ⅱ、Ⅲ支,达到治疗三叉神经痛的目的;正中神经损伤、上肢瘫痪、前臂神经痛等可配合郄门、内关等刺激正中神经。

第三节 配穴方法

配穴方法,是在选穴的基础上,根据不同病证的治疗需要,将有协同作用的两个或两个以上的穴位进行配伍应用的方法。

配穴方法很多,常用的配穴方法有以下几种。

一、局部配穴

局部配穴法是指在病位的局部选取两个以上的腧穴配合应用，其作用是加强局部治疗作用。如治疗胃脘痛可将中脘、梁门相配；治疗头痛、眩晕、烦躁不安时可用四神聪透百会。

二、远近配穴

远近配穴是指以病变部位的局部和远端穴位配合应用。本法在应用时，局部多位于头部、胸腹及背腰等躯干部，远部多位于四肢肘膝以下部位。如外感头痛取太阳、列缺等；目疾取睛明、合谷等；寒邪犯胃引起的胃痛取中脘、梁丘等。

远近配穴法是标本根结理论的具体应用，为历代医家所重视，如《灵枢·四时气》："腹中肠鸣，气上冲胸，喘不能久立，邪在大肠，刺肓之原、巨虚上廉、三里。"又《百症赋》："项强多恶风，束骨相连于天柱。"再如《席弘赋》："睛明治眼未效时，合谷光明安可缺。"

三、对应配穴

对应配穴是指将左右、前后等相互对应的腧穴配合应用。腧穴都有治疗与其相对应部位病痛的功能，对应配穴在《黄帝内经》中已有相关论述，如巨刺、缪刺、偶刺等。

1. 左右配穴

左右配穴是指左侧穴位与右侧穴位配合应用。

因右为阴，左为阳，左右阴阳的调节与平衡，对全身气血的运行，气机的升降有很大的影响。因此左右配穴的目的，就是达到左右阴阳相对平衡。

如面瘫，患侧穴位配健侧穴位，常取得较好的效果，尤其是后遗症期。右侧踝扭伤，健患侧丘墟同用；右侧肘部挛痛，左右曲池同用等。

2. 前后配穴

前后配穴是指躯体前的腧穴与躯体后的腧穴配合应用。如治疗乳痈可取乳根、天宗；胃病选胃仓、梁门；肝病见抽搐、惊厥者选筋缩、期门等。在《灵枢·官针》中称前后配穴为"偶刺"。俞募配穴当属前后配穴的典范。

第四节　组方规律

根据辨证，确定相应的治疗原则，将腧穴有机合理的搭配，施以恰当的补泻方法和操作顺序即是组方规律。

一、局部整体兼顾

针灸治病，须局部治疗与整体治疗相结合，这就是局部与整体兼顾。身体某一部位的病证往往是整体性疾病的一个部分。例如，咽喉疼痛，除了咽喉局部的病理表现外，往往是肺、大肠、胃、脾、心、肾、三焦等多脏腑的疾病的兼症；肢体某一关节的疼痛，除了局部经络不通、气血凝滞外，还可能是脾、肾、三焦水湿运化失调的内在因素的反映。因此，在针灸组方时，应充分考虑局部与整体的关系，确定恰当的治疗局部病证和所关联的脏腑、经络、气血津液等失调的处方。

无论是经穴、阿是穴，还是奇穴，都可用于所在部位的病证治疗。而整体治疗，则需要通过经络辨证、脏腑辨证、气血津液辨证、三焦辨证等，确定与之相关脏腑、经络的病因、病机，选出相关经脉的腧穴来治疗。

二、腧穴主辅有别

一个完整的处方，有主穴与辅穴的区别。主穴就是达到本处方主要目的的穴位。辅穴，也称配穴，是辅助主穴达到治疗目的的穴位，或针对兼症而选择的穴位。当急则治标时，治标的穴位即是主穴；缓则治本时，治本的腧穴即是主穴；需要标本兼治时，治本治标的穴位都是主穴。例如晕厥，治法为苏厥醒神，选用水沟、中冲、涌泉等作为主穴，虚证者加用关元、气海、百会作为辅穴；实证者加用合谷、太冲作为辅穴。

任何一种疾病均有其基本的处方，根据不同的兼症又可有随症的配穴。这个基本处方的穴位是主穴，而随症的配穴即是辅穴。例如中脘、足三里、内关、胃俞是治疗一切胃脘痛的基本处方，为主穴。根据辨证和兼症可选用相应的配穴：饮食停滞者加下脘、天枢；肝气犯胃者加太冲；气滞血瘀配膈俞、公孙；脾胃虚弱者加脾俞；脾胃虚寒甚者加气海、关元；胃阴不足、虚火上炎者加内庭。

三、施术先后有序

腧穴处方的组成，还要考虑到该处方具体施术的先后顺序。一般而言，一个腧穴处方的施术顺序是先背部后腹部，先上后下，先取有病之本经腧穴，后取相表里之经腧穴。但对于一些特殊的病证，施术先后顺序有其特殊性。例如对于急性疼痛的病证，应先根据经脉的循行选取远端的腧穴或有显著疗效的奇穴等，当疼痛缓解后再取局部穴位；急性腰扭伤，应先选取水沟、后溪或养老、腰痛点等，并让患者活动腰部，当腰痛基本缓解后，再取腰部的穴位或压痛点；急性胃肠痉挛，应先取梁丘、足三里，胃痛缓解后，再取腹部的中脘、梁门等穴。慢性疼痛，往往先取疼痛局部的穴位，再根据病变所属经脉选取远端穴位。如腰肌劳损，先于腰部寻找压痛点，或取肾俞、大肠俞、腰俞等穴，再选委中、昆仑等穴。明代杨继洲《针灸大成·治症总要》中所列的许多病证的处方，根据病证的具体情况有先刺、后刺之分；"第八，中风，左瘫右痪：三里、阳溪、合谷、中渚、阳辅、昆仑、行间。问曰：数穴针之不效，何也？答曰：风痰灌注经络，气血相搏，再受风寒湿气入内，凝滞不散，故刺不效，复刺后穴。先针无病手足，后针有病手足。风市、丘墟、阳陵泉。"此例针对治疗中风肢体瘫痪，先针无病手足，后针有病手足，先针基本穴位，若不效再刺辅助穴位。

处方中腧穴的施术先后顺序，有常有变，临床应用时应根据具体病情知常达变，方能真正达到该处方的治疗目的。

四、刺灸方法有异

针灸处方的确立，还要考虑到所选择的刺灸方法的不同，各种刺灸方法虽然治病的基本原理是相同的，都是平衡阴阳、调整脏腑、疏通经络等，但不同的刺灸方法均有其治疗的特点和相适应的应用腧穴，因此，在组成针灸处方时，要和"术"紧密结合。

毫针刺法是针灸临床应用最广泛的一种刺法，适用于绝大多数的腧穴，但由于手法的多样性和补泻的不同，在组方时，为达到预期的治疗效果，需要选择与腧穴相适应的补泻手法。如为了达到循经感传的效果，需要做行气手法，应选用患病之经脉的原穴，行气手法有利于在原穴处激发该经脉之气的运行而气至病所，提高治疗的效果，若病情需要行烧山火、透天凉等手法时，在选穴上，要考虑到所选择的穴位应是肌肉较丰厚的部位，否则这些手法难以实施。

灸法虽然寒证、热证皆可用之，但灸法在应用时有着占人、费时和污染空气的缺陷，所以临床上还是在虚寒病证、慢性病证、顽固性病证中应用较多，以弥补针法在这些病症中治疗效果的不足，在考虑应用灸法时其组方也多选用补益作用较强的腧穴。如神阙、气海、关元、命门、足三里等，有利于提高对全身的补益作用。

其他如电针法多用于循经和沿神经干循行径路感传的疾病；穴位埋线多用于背俞穴和按神经脊髓节段选穴；火针多用于患部选穴；穴位注射多用于背俞穴和病理反应点等等。这些不同针法的用穴特点在组方时应给予充分考虑。

采用恰当的留、行、出针的方法也应在处方中予以体现。

第五节　特定穴在针灸处方中的作用

特定穴是指十四经中具有某种特殊作用的腧穴。由于其内容系统、形式固定、作用不同，故有特定的含义和名称，在临床中应用广泛，无论选穴还是配穴均涉及到此项内容，考虑到知识的连贯性，故单设本节。

一、单穴临床应用

特定穴分为五输穴、原穴、络穴、下合穴、郄穴、背俞穴、募穴、八脉交会穴、八会穴、交会穴等十大类。

1. 五输穴

五输穴是指十二经脉在肘膝关节以下各有五个重要腧穴，分别名为井、荥、输、经、合，合称为"五输"。共60穴（表1-1、表1-2）。

五输穴运用范围广泛，为历代医家所重视。

五输穴在临床上主要用于脏腑病和经络病的治疗。常用的方法有以下两种。

（1）按五输穴主病对证取穴应用

关于五输穴的主治作用，早在《内经》中就有论述。如《灵枢·顺气一日分四时》："病在脏者，取之井；病变于色者，取之荥；病时间时甚者，取之输；病变于音者，取之经；经满而血者，病在胃；以饮食不节得病者，取之于合。"《难经·六十八难》中也提出："井主心下满，荥主身热，输主体重节痛，经主喘咳寒热，合主逆气而泄。"根据《黄帝内经》《难经》的论述，在临床应用时，无论阴经阳经，只要出现类似证候，均可选用相应的五输穴治疗。但要在分清病情、病因、病位等基础上才能正确地加以运用。

表1-1 阴经五输穴表

经脉	五 输 穴				
	井（木）	荥（火）	输（土）	经（金）	合（水）
手太阴肺经	少商	鱼际	太渊	经渠	尺泽
手厥阴心包经	中冲	劳宫	大陵	间使	曲泽
手少阴心经	少冲	少府	神门	灵道	少海
足太阴脾经	隐白	大都	太白	商丘	阴陵泉
足厥阴肝经	大敦	行间	太冲	中封	曲泉
足少阴肾经	涌泉	然谷	太溪	复溜	阴谷

表1-2 阳经五输穴表

经脉	五 输 穴				
	井（金）	荥（水）	输（木）	经（火）	合（土）
手阳明大肠经	商阳	二间	三间	阳溪	曲池
手少阳三焦经	关冲	液门	中渚	支沟	天井
手太阳小肠经	少泽	前谷	后溪	阳谷	小海
足阳明胃经	厉兑	内庭	陷谷	解溪	足三里
足少阳胆经	足窍阴	侠溪	足临泣	阳辅	阳陵泉
足太阳膀胱经	至阴	足通谷	束骨	昆仑	委中

五输穴的主治范围是比较大的，除了上述的普通性（共性）外，还有其特殊性，实际上，十二条经各表现出不同的病候，而每条经中的五输穴，其主治也各有特点。

（2）子母补泻法

五输穴在临床上的应用，还可根据五输穴与五行的配属关系，按照补母泻子的方法选取穴位，其原则是《难经·六十九难》之"虚则补其母，实则泻其子"，在临床应用时，分为以下几法。

①本经子母补泻法：选取病变经脉上的五输穴进行补泻。

如足厥阴肝经在五行中属木，肝之实证、热证，按"实则泻其子"的原则，可取本经荥穴行间泻之。因荥穴属火，是木之子。

肝之虚证，则选曲泉，因曲泉为合穴，属水，为木之母，按"虚则补其母"的原则，故选本穴。

②异经子母补泻：按十二经脉配合五行的关系，选取病变经脉的母经母穴或子经子

穴进行治疗。

如手太阴肺经在五行属金，肺之实证，可选足少阴肾经的合穴阴谷。因为足少阴肾属水，其合穴阴谷也属水，水为金之子，故泻之；肺之虚证，可选足太阴脾经的太白穴。因足太阴脾属土，土能生金，太白为输土，故可以补肺。

2. 原穴

原穴是指十二经脉在腕、踝关节附近各有一个重要经穴，是脏腑原气输注、经过和留止的部位，故称原穴，又名十二原。每经一个，共 12 个（表 1-3）。

表 1-3　十二经原穴表

经　脉	原　穴	经　脉	原穴
手太阴肺经	太渊	手阳明大肠经	合谷
手厥阴心包经	大陵	手少阳三焦经	阳池
手少阴心经	神门	手太阳小肠经	腕骨
足太阴脾经	太白	足阳明胃经	冲阳
足厥阴肝经	太冲	足少阳胆经	丘墟
足少阴肾经	太溪	足太阳膀胱经	京骨

原穴主要用于脏腑病的治疗和诊断。原穴具有激发原气，发挥抗御病邪的功能。原穴的主治性能既有补虚的作用，也有祛邪的作用。

在临床治疗时，常用于脏腑病的治疗，即脏腑有病，可以选相应经脉的原穴治疗。《灵枢·九针十二原》："五脏有疾，当取之十二原。"他如：咳嗽、气喘，可选肺经原穴太渊；肠鸣、泄泻，可选脾经原穴太白；肝胆疾患可选太冲、丘墟。

此外，原穴还用于脏腑病的诊断，可以通过原穴诊查十二经原气的盛衰。如《灵枢·九针十二原》说："五脏有疾也，应出十二原。十二原各有所出，明知其原，睹其应，而知五脏之害矣。"说明通过诊察十二原，了解脉气盛衰情况，能够推断脏腑的疾病。在具体应用时常在原穴上找反应点，以此作为诊断内脏疾病的依据。如心肌炎，大陵出现压痛；肾小球肾炎、肾盂肾炎，太溪出现压痛。也可以用经络仪测定原穴的电位差，以此确定脏腑经络的虚实，并可取其原穴治之。

3. 络穴

络穴是指络脉在由经脉别出的部位各有一个腧穴，称为络穴。十二经脉各有一络穴，皆位于肘膝以下，加上任脉之络穴鸠尾，督脉之络穴长强，脾之大络大包穴，共有15 穴，故称"十五络穴"（表 1-4）。

络穴的主要作用是联系和调节表里两经，所以络穴主要应用于表里两经、两脏腑病证的治疗。例如：足阳明的络穴丰隆，既治喉痹、癫狂（登高而歌，弃衣而走）、腹胀腹痛等足阳明经病，又能治面浮肿、四肢肿、身重、呕吐等足太阴经病。又如：手太阴的络穴列缺，既可治咳嗽、胸痛、喉痛等手太阴肺经病证，又能治面瘫、鼻塞、头痛等手阳明大肠经的病变。

此外，由于任脉的络脉散布于腹部，故胸腹疾患可用鸠尾；督脉的络脉散布于头部并走足太阳经，故头部和腰背部痛可取长强；脾之大络散布于胸胁，网罗周身气血，故大包穴可用于全身病痛和全身关节松弛的治疗。

4. 背俞穴

背俞穴是指脏腑经络之气输注于背腰部并以脏腑的名字命名的特定穴。背俞穴位于背腰部足太阳膀胱经的第一侧线上，大体依脏腑位置而上下排列，共 12 穴（表 1 – 5）。

表 1 – 4　十五络穴表

经　脉	络　穴	经　脉	络　穴
手太阴肺经	列缺	手阳明大肠经	偏历
手厥阴心包经	内关	手少阳三焦经	外关
手少阴心经	通里	手太阳小肠经	支正
足太阴脾经	公孙	足阳明胃经	丰隆
足厥阴肝经	蠡沟	足少阳胆经	光明
足少阴肾经	大钟	足太阳膀胱经	飞扬
任脉	鸠尾	督脉	长强
脾之大络	大包		

表 1 – 5　六脏、六腑背俞穴表

脏　腑	背　俞　穴	脏　腑	背　俞　穴
肺	肺俞	大肠	大肠俞
心包	厥阴俞	三焦	三焦俞
心	心俞	小肠	小肠俞
脾	脾俞	胃	胃俞
肝	肝俞	胆	胆俞
肾	肾俞	膀胱	膀胱俞

背俞穴是内脏与体表联系的部位，具有反映内脏疾病和治疗相应内脏病变的作用，故可治疗脏腑病。同时也可用于脏腑病的辅助诊断。当脏腑组织器官发生病变时往往在相应的背俞穴上出现某些异常的变化，如皮肤变色、凹陷、突起、按压有结节、条索、压痛等。正如《灵枢·背腧》说："欲得而验之，按其处，应在中而痛解。"针灸背俞穴即可治疗相应的内脏病。如痤疮患者，在背部俞穴附近常出现皮肤颜色的改变，并用于治疗痤疮；肺俞可治肺的疾病；心俞可治心的疾病；肝俞可治肝的疾病；以此类推。因为背俞穴可调节内脏的功能，所以通过这一作用，还可以治疗与内脏有关的部位、器官之疾病。如肝开窍于目，取肝俞可治疗目疾；肾开窍于耳，取肾俞可治疗耳鸣、耳

聋；脾主四肢，取脾俞可治四肢乏力。

5. 募穴

募穴是指脏腑经络之气汇聚于胸腹部的特定穴。每一脏腑都有一个募穴，共 12 个（表 1-6）。

募穴多位于脏腑体表投影处，具有调节脏腑功能的作用。在临床应用时与背俞穴相似，可用于脏腑病的辅助诊断，更多地用于脏腑病的治疗。如胃痛在中脘处常有压痛；泄泻在天枢出现压痛；尿失禁、癃闭在中极有压痛。因此可取募穴进行治疗。

背俞穴和募穴均为脏腑经脉之气所输注、结聚的部位，皆可治疗相应的脏腑病。但古人认为两者的主治作用又各有特点。《常用腧穴临床发挥》："阴阳经络、气相交贯，脏腑腹背，气相通应。"

表 1-6　六脏、六腑募穴表

脏　腑	募　穴	脏　腑	募　穴
肺	中府	大肠	天枢
心包	膻中	三焦	石门
心	巨阙	小肠	关元
脾	章门	胃	中脘
肝	期门	胆	日月
肾	京门	膀胱	中极

说明经气可以由阳行阴，由阴行阳，阴阳互通，腹背前后相应。从而达到阴阳相对平衡，并维持正常的生理功能。当机体发生病变时，五脏或阴经的病邪，常可由阴出阳，而六腑和阳经的病邪，常可由阳出阴，正如《难经·六十七难》："阴病行阳，阳病行阴。"《素问·阴阳应象大论》对阴病和阳病的治疗作了明确的概括："善用针者，从阴引阳，从阳引阴。"明代张世贤《图注八十一难经辨真》在《黄帝内经》《难经》的基础上，对俞募的治疗特点进行了具体说明："阴病行阳，当从阳引阴，其治在俞；阳病行阴，当从阴引阳，其治在募。"故背俞穴多用于治疗阴性的病证，包括五脏病、慢性病、虚证、寒证，针刺时多采用补法，并加灸法。募穴多用于治疗阳性的病证，包括六腑病、急性病、实证、热证，针刺时多采用泻法。但这仅是古人的一种观点，现在看来没有细分的必要，当某一脏腑出现病变时，无论虚实、寒热，均可采用相应的俞募穴治疗。

6. 八会穴

八会穴是指脏、腑、气、血、筋、脉、骨、髓等精气所会聚之处。

八会穴在临床应用时，凡脏、腑、气、血、筋、脉、骨、髓的病变，都可选其精气聚会的腧穴进行治疗。如腑病取中脘；脏病取章门；气病取膻中；血病取膈俞等。

7. 八脉交会穴

八脉交会穴是指奇经八脉与十二正经脉气相交通的 8 个穴位。

由于八脉交会穴属于十二经脉，又通于奇经八脉，所以它具有调节奇经八脉和十二经脉的双层作用。八脉交会穴的应用极为广泛，既可治疗十二正经病证，又可治疗奇经病证，故《医学入门》说："周身三百六十穴，统于手足六十六穴，六十六穴又统于八穴。"可见八脉交会穴至为重要。在临床具体应用时，可以单独使用，如督脉或小肠病证可选后溪；冲脉或足太阴病可选公孙等。八脉交会穴也可配合应用。

8. 下合穴

下合穴是指六腑之气汇注于下肢的 6 个穴位，也称六合穴。

下合穴主要用于六腑病的治疗，如《素问·咳论》："治脏者，治其俞，治府者，治其合。"如胃痛选足三里；痢疾、泄泻、肠痈选上巨虚；胁痛选阳陵泉。

9. 郄穴

郄穴是指经脉之气深聚部位的腧穴。十二经脉各有一个郄穴，奇经中的阴维、阳维、阴跷、阳跷也各有一个郄穴，总称"十六郄穴"（表1-7）。

表1-7 十六郄穴表

经 脉	郄 穴	经 脉	郄 穴
手太阴肺经	孔最	手阳明大肠经	温溜
手厥阴心包经	郄门	手少阳三焦经	会宗
手少阴心经	阴郄	手太阳小肠经	养老
足太阴脾经	地机	足阳明胃经	梁丘
足厥阴肝经	中都	足少阳胆经	外丘
足少阴肾经	水泉	足太阳膀胱经	金门
阴维脉	筑宾	阳维脉	阳交
阴跷脉	交信	阳跷脉	跗阳

郄穴具有汇聚气血，调理气血的作用。在临床应用时既用于辅助诊断，也用于治疗疾病。许多疾病可以在郄穴上有反应点。如胃痉挛可以在梁丘有压痛，故取其治疗胃脘痛，一般认为郄穴主要用于脏腑和经络的急性病证及顽固性疾患。但阴经和阳经的郄穴在应用时各有所侧重，阳经郄穴多治疗急性疼痛证，阴经郄穴多治疗出血证。如胃痛取梁丘；胸痛取郄门；背痛取养老；咳血取孔最；呕血取郄门；便血、崩漏取地机等等。现在看来，郄穴的应用不必细分，无论是脏腑的急性病还是慢性病都可选其郄穴治疗。

10. 交会穴

交会穴是指两经或数经相交汇合的腧穴。其中腧穴所属的经脉为本经，相交会的经脉为交会经。如三阴交，为足太阴脾经穴位，是足三阴经的交会穴，故足太阴脾为本经，足少阴肾、足厥阴肝为交会经。

交会穴具有调理本经和交会经所属脏腑及组织器官的作用。在临床治疗时，既可治疗本经病，也可治疗交会经的病。如百会属督脉，为足厥阴、足少阳、手少阳、足太阳之会，故凡这些经脉引起的头痛、头晕均可治疗。又风池为足少阳与阳维脉之交会穴，故既可治疗外风，也可治疗内风。

二、配穴应用

1. 原络配穴

原络配穴是指原穴与络穴配合应用。常用的方法有两种，一是表里原络相配，一是同经原络相配。

（1）表里经原络配穴

表里原络配穴是指表里经的原穴和络穴配合应用（表1-8）。因原穴为原气经过和留止之处，络穴为表里两经的联络点，故原络配穴可加强原络穴的作用，为治疗脏腑病的主要配穴之一。

表里原络配穴的根据是表里经在经络上由络脉相互联系，在脏腑上有络属关系，故两经相配可起协同作用。在应用时无论是表经还是里经，均以原穴为主，络穴为客，所以又称之为主客配穴。配穴原则：①根据脏腑经络的先病与后病：先病者为主，取其原穴；后病者为客，取其络穴。如肝火旺引起头痛、目赤、耳鸣。肝火旺影响胆，而致肝胆火旺，因此为肝先病，选其原穴太冲为主，胆后病，配以络穴光明为客。又如心火下移于小肠，为心先病，选取心经原穴神门为主，小肠后病，配以络穴支正为客。②根据病变脏腑：病变脏腑选原穴为主，相表里的脏腑络穴为客。如肝血不足引起的视物不清，病在肝为主，故选取肝经原穴太冲为主，配合胆经络穴光明为客。又如脾气不足引起的肠鸣泄泻，食欲不振，可选脾经原穴太白为主，配合胃经络穴丰隆为客。

表1-8　表里原络配穴表

原络配穴		原络配穴		原络配穴	
原穴	络穴	原穴	络穴	原穴	络穴
太渊	偏历	神门	支正	大陵	外关
合谷	列缺	腕骨	通里	阳池	内关
冲阳	公孙	京骨	大钟	丘墟	蠡沟
太白	丰隆	太溪	飞扬	太冲	光明

（2）同经原络配穴

同经原络配穴是指同一经的原穴与络穴配合应用（表1-9）。主要根据"初病在经，久病在络"及"久病多虚"之理，分析沉疴痼疾，每每正气耗损，其血、气、痰、湿等邪气积聚多由经入络。故凡因外感、内伤而致的多种慢性疾病，在取原穴的同时，常配合本经的络穴以协同治疗。如久咳不愈取手太阴经原穴太渊，配合络穴列缺；心悸、胸痛取手厥阴经原穴大陵，配合络穴内关。

表 1-9 同经原络配穴表

原络配穴		原络配穴		原络配穴	
原穴	络穴	原穴	络穴	原穴	络穴
太渊	列缺	神门	通里	大陵	内关
合谷	偏历	腕骨	支正	阳池	外关
冲阳	丰隆	京骨	飞扬	丘墟	光明
太白	公孙	太溪	大钟	太冲	蠡沟

2. 俞募配穴

俞募配穴是指同一脏腑的背俞穴和募穴配合应用（表 1-10）。

背俞穴和募穴都是脏腑之气输注或汇聚之处，与脏腑关系极为密切，既可反映脏腑的病证，又可调节脏腑功能以治疗脏腑病。如《难经·六十七难》说："阴病行阳，阳病行阴，故令募在阴，俞在阳。"《素问·阴阳应象大论》："善用针者，从阴引阳，从阳引阴。"可见俞募穴可以调节脏腑之阴阳。

病变是复杂的，往往脏病及腑，腑病及脏，虚实并见，寒热错杂，故可俞募同用。

俞募配穴在临床应用时主要有以下两方面：①脏腑病证：因俞募穴位居胸腹背腰，接近脏腑，故多用于脏腑病。如肝的病变选肝俞、期门；胆的病变选胆俞、日月；心的病变选心俞、巨阙；小肠的病变选小肠俞、关元。②脏腑所主组织器官病证：肝主筋，开窍于目；心主脉，开窍于舌；脾主肉，开窍于口（唇四白）；肺主皮毛，开窍于鼻；肾主骨，开窍于耳及二阴。如痉挛瘛疭，目赤羞明，选肝俞、期门及胆俞、日月；肌肉痿软取脾俞、章门；口舌生疮，小便黄赤取心俞、巨阙或小肠俞、关元等。

表 1-10 俞募配穴表

脏腑	俞募配穴		脏腑	俞募配穴	
	背俞穴	募穴		背俞穴	募穴
肺	肺俞	中府	膀胱	膀胱俞	中极
大肠	大肠俞	天枢	肾	肾俞	京门
胃	胃俞	中脘	心包	心包俞	膻中
脾	脾俞	章门	三焦	三焦俞	石门
心	心俞	巨阙	胆	胆俞	日月
小肠	小肠俞	关元	肝	肝俞	期门

3. 原原配穴

原原配穴是指五脏与六腑的原穴阴阳上下相配的方法（表 1-11），适用于内脏有病，而主要症状反映在体表器官的病变。

从部位来讲，内为阴，外为阳，阴经经穴主治偏重内脏疾患，阳经经穴主治偏重体表疾患。在内脏有病，症状主要反映在体表器官的情况下，取阴经原穴的同时，需再配以阳经原穴以增强疗效。如少阴配少阳；太阴配太阳；厥阴配阳明。同时应注意上下相配。如阴虚肝旺所致的头晕、目眩或郁怒伤肝而致的手足拘挛，其病位主要责之于肝，症状大都反映在头目或四肢，故取足厥阴原穴太冲，配手阳明原穴合谷，两穴（四关穴）相合，阴阳上下，同气相求，以达治疗病证的目的。

表 1-11　脏腑原原配穴表

少阴配少阳	少阴经	少阳经	太阴配太阳	太阴经	太阳经	厥阴配阳明	厥阴经	阳明经
	神门	丘墟		太渊	京骨		大陵	冲阳
	太溪	阳池		太白	腕骨		太冲	合谷

4. 俞原配穴

俞原配穴是指同一脏腑的原穴与相应的背俞穴相配（表 1-12）。

原穴偏治内脏病，背俞穴亦偏治内脏病，故以两者在主治上存在的共性，可相互协同，增强疗效。如气虚喘咳，肺的背俞穴肺俞与肺经的原穴太渊相配；又如肾虚而致的遗精，取肾俞、太溪。

表 1-12　俞原配穴表

脏腑	俞原配穴		脏腑	俞原配穴	
	背俞穴	原穴		背俞穴	原穴
肺	肺俞	太渊	膀胱	膀胱俞	京骨
大肠	大肠俞	合谷	肾	肾俞	太溪
胃	胃俞	冲阳	心包	心包俞	大陵
脾	脾俞	太白	三焦	三焦俞	阳池
心	心俞	神门	胆	胆俞	丘墟
小肠	小肠俞	腕骨	肝	肝俞	太冲

5. 募合配穴

募合配穴指同腑的募穴与下合穴相配合（表 1-13）。

募穴主治六腑病，下合穴亦主治六腑病证，故两者配合起来，可以增强疗效。如胃脘痛取中脘、足三里；肠鸣下痢或便秘取天枢、上巨虚等。

表 1-13　募合配穴表

脏腑	募合配穴		脏腑	募合配穴	
	募穴	下合穴		募穴	下合穴
大肠	天枢	上巨虚	膀胱	中极	委中
胃	中脘	足三里	三焦	石门	委阳
小肠	关元	下巨虚	胆	日月	阳陵泉

6. 八脉交会配穴

八脉交会配穴是指将八个穴位配合应用（表1-14）。配合的方法：内关配公孙，外关配足临泣，列缺配照海，后溪配申脉。通过这样相配，扩大了单穴的治疗范围，并提高了治疗效果。如心胸、胃脘病证可选公孙配内关；头项、背腰疼痛可选后溪配申脉等。

表1-14 八脉交会穴配伍主治

所属经脉	穴名	所通经脉	主治范围
手太阴肺经 足少阴肾经	列缺 照海	任 脉 阴跷脉	肺系、咽喉、胸膈病症
手太阳小肠经 足太阳膀胱经	后溪 申脉	督 脉 阳跷脉	耳、目内眦、头项、肩胛、腰背病症
足太阴脾经 手厥阴心包经	公孙 内关	冲 脉 阴维脉	心、胸、胃病症
足少阳胆经 手少阳三焦经	足临泣 外关	带 脉 阳维脉	耳、目外眦、侧头、颈肩、胸胁病症

7. 原合配穴

原合配穴指原穴与合穴（或下合穴）配合应用。常用的方法有三种：同经原合配穴、表里经原合配穴和异经原合配穴。

（1）同经原合配穴

同经原合配穴指同经的原穴和合穴配合应用。如合谷配合曲池可用于风热而致的头痛鼻衄、牙龈肿痛等症；太白配合阴陵泉可用于脾虚湿盛而致的食少便溏、下肢浮肿等症。

（2）表里经原合配穴

表里经原合配穴指表里经的原穴和合穴配合应用。常以阴经原穴配合阳经合穴（或下合穴），如太白配足三里用于脾胃失和所致的恶心、呕吐、腹胀、腹泻等症；太冲配合阳陵泉用于肝胆火旺引起的头晕目眩、口苦耳鸣、目赤肿痛、胸胁疼痛等症。

（3）异经原合配穴

异经原合配穴的应用范围则更大，如太冲配足三里用于肝胃不和；合谷配足三里用于胃肠积滞。

8. 郄募配穴

郄募配穴指郄穴和募穴配合应用，主要用于脏腑急性病症，如中脘配合梁丘可用于急性胃脘疼痛。

9. 郄会配穴

郄会配穴指郄穴与八会穴配合应用。主要用于脏、腑、气、血、津、液、骨、髓的急性病症。如气逆咳血可用孔最配膻中；崩漏不止可用地机配膈俞。

第二章　气血津液病证处方　▷▷▷▷

气血津液是脏腑正常生理活动的产物，同时它们又是人体生命活动的物质基础。气血津液一旦发生病变，定会影响脏腑的功能，反之，脏腑发生病变，必然也会影响气血津液的变化。

第一节　气血病证处方

人体气血流行于全身，是脏腑、经络等一切组织器官进行生理活动的物质基础，各有其相应的生理功能。《难经·二十二难》之"气主煦之，血主濡之"简要地概括了气血的功能及其差别。同时，气血之间存在着密切的关系。如血的化生与运行必须依赖于气的作用，气则依附于血，依赖于血的营养。

气血失常，包括气和血的不足及其各自生理功能的失常，以及气和血互根互用的功能失常等病理变化。气血失常必然影响机体的各种生理功能，导致疾病的发生，即所谓"血气不和，百病乃变化而生"（《素问·调经论》）。

气血病的证候，一方面为气血的亏虚，主要有气虚、血虚。属于虚证范畴。另一方面为气血运行失常，主要表现为气滞、血瘀，一般属于实证范畴。临床尚有气陷、气不固、气脱、血脱等证，为气、血虚的特殊表现。而气逆、气闭则属于气滞的范畴；血热、血寒，实际为血分的热证、寒证。此外，由于气血存在着相互依存、相互为用的密切关系，气、血病证可相互影响。如气虚日久可影响血液的化生，或无力推动血液的运行，而为气虚血虚或气虚血瘀；气滞则血行不畅，可致气滞血瘀。反之，血虚者气也易衰，血脱者气也易脱，血瘀则阻滞气的运行。

临床上进行针灸辨证施治时，应掌握气、血的生理病理、气血的相互关系及其病证特征，准确制定针刺治疗处方。

一、补气方

【组成】气海　中脘　膻中

【功能】补益元气。

【操作】向下斜刺，针用补法，或针灸并用。

【主治】少气懒言，声音低微，呼吸气短，神疲乏力，面色㿠白，或有头晕目眩，自汗，活动后诸症加重。舌质淡，脉虚无力。

【方义】从物质角度看，气的组成有三：一是元气，二是水谷之气，三是肺脏吸入的清气。三者相互关联，相互影响。元气又称"原气"，乃人体生命活动的原动力，受之于先天。脾胃运化水谷的功能产生了水谷之气。肺主呼吸的功能产生了清气。久病、重病或劳累过度，或因先天不足、后天失养，或年老体弱等因素均可导致气虚。气不足、脏腑机能衰退，故见少气懒言，声音低微，呼吸气短，神疲乏力；气虚荣养不能上达于头面、舌，故为头晕目眩、面色㿠白、舌质淡；气虚失于固表，故为自汗，"劳则气耗"（《素问·举痛论》），所以活动后症状加重。

气海：气海穴属任脉，位于下焦，为生气之海，可补益元气。《铜人腧穴针灸图经》谓此穴可治疗"脏气虚惫、真气不足，一切气疾久不瘥"。

中脘：《难经》谓："府会太仓。"伯仁曰："太仓，一名中脘。"中脘穴作为胃之募穴、八会穴之腑会，具有疏利中焦气机、补益中气的作用，可治疗胃腑诸病。中焦脾胃气机在三焦整体气机的升降出入运动中起着枢纽的作用，且"六腑以通为用，以降为顺"，故针刺中脘穴时，针尖当向下斜刺，以疏利气机下行，以下为补，主补中焦之谷气。

膻中：膻中为气之会穴，位于上焦，又有上气海之称，调肺益气，又可调一身之气，与气海二穴相配，一上一下，既可补元气，又可益肺气，使气调而免生郁滞。

【临床应用】

1. 便秘　大便秘结，无力挣努者，可加支沟、天枢以通利三焦和大肠腑气。增强大肠传化功能。

2. 癃闭　小便欲解不能，或滴沥不爽者，可加肾俞、膀胱俞、中极以增强膀胱气化功能。

3. 气虚外感　症见恶寒发热，或恶风汗出，倦怠无力，气短懒言，舌质淡，脉浮无力，可加曲池、肺俞以疏风解表。若气虚卫阳不固致使易感风邪而反复感冒者，可加灸肺俞、足三里以益气固表。

4. 气脱　若元气亏虚进一步发展，出现呼吸微弱、或见昏迷、汗出不止、口开眼合、手撒身软、二便失禁、脉微欲绝等症，宜灸神阙、百会以益气回阳固脱。

5. 养生保健　本方加足三里可作为中老年人的养生保健基本处方，具有强身健体、防病延年的作用。

6. 中气亏虚　加运中气穴，运中气穴有两组，中气法Ⅰ包括中脘、巨阙、下脘、梁门，中气法Ⅱ包括中脘、不容、太乙，两组腧穴可交替使用，以复脾胃升降之用，使气机顺畅，清阳得升，浊阴以降，中气得复。

【备选方】

1. 肺俞、脾俞、肾俞、足三里。针用补法，或针灸并用。
2. 足三里、中脘、肾俞、气海。针用补法，或针灸并用。
3. 气海、肺俞、中脘、章门。针用补法，或针灸并用。

二、行气方

【组成】膻中　内关　合谷　太冲

【功能】理气解郁。

【操作】针用平补平泻法或泻法。

【主治】局部胀闷而痛，痛无定处；症状时重时轻，得嗳气或矢气后胀痛减轻，情志不畅则加重。女子乳房胀痛，月经失调。舌苔薄白，脉弦。

【方义】升降出入是气的基本运动形式。内伤七情、饮食劳倦、脏腑功能失调等均可导致气的运行受阻，形成局部或全身的气机不畅或阻滞。气机阻滞，故疼痛性质为胀痛、窜痛、攻痛；嗳气或矢气可暂时舒缓气机，故胀、痛等症得以缓解；情志不畅可导致或加重气滞，故可加重症状表现；脉弦则属气机不利、脉气不舒之象。

膻中：膻中穴属任脉，为气之会穴，有"上气海"之称。具有通达内外、调气宽胸之功，为治疗"气病"之要穴，故《行针指要歌》曰："或针气，膻中一穴分明记。"

内关：内关穴属手厥阴心包经，络于手少阳三焦经，善调三焦之气，与膻中配伍，则理气之功相得益彰。

合谷、太冲：合谷的功能即有调气行气的作用。太冲穴为足厥阴肝经之原穴、输穴，肝主疏泄，具有疏调气机的功能。二穴原原相伍，意在疏肝理气、调气和血。

【临床应用】

1. 胃脘痛 胃脘痞满胀痛、走窜胁背，可加期门、中脘以疏肝和胃。

2. 咳喘 若胸中气机郁滞不通而致胸满咳喘者，可加璇玑、列缺以宣肺降气、止咳平喘。

3. 梅核气 若气滞痰阻，阻于胸膈，症见咽中如有物阻，吞之不下、咯之不出，加列缺、天突、丰隆以宣肺利气、化痰散结。

4. 急躁易怒 若气机郁滞日久化火，兼见急躁易怒、口苦、嘈杂泛酸，舌红苔黄，脉弦数，可加支沟、行间、侠溪以清肝利胆。

【备选方】

1. 内关、期门、阳陵泉。针用平补平泻法或泻法。
2. 支沟、太冲、丘墟。针用平补平泻法或泻法。
3. 外关、太冲、期门。针用平补平泻法或泻法。

三、和中降逆方

【组成】中脘 足三里 内关 膈俞 翳风

【功能】调中理气，和胃降逆。

【操作】针用平补平泻法或泻法。

【主治】呃逆，嗳气，恶心，呕吐。

【方义】胃气以降为顺，若因饮食寒温不适，或气郁痰阻，致使胃失和降，气逆于上，而为呃逆、嗳气、恶心、呕吐。

中脘、足三里：中脘为胃之募穴，腑之所会；足三里为胃之下合穴，腑病取合穴，二穴募合配伍，可和胃降逆。

内关、膈俞：内关穴络于手少阳三焦经、通于阴维脉，取之可宽胸理气、和胃；膈俞通于横膈，有利膈止逆之功，二穴配伍，则疏利胸膈、和胃降逆之功尤著。

翳风：西为中用，治呃逆之经验穴。

【临床应用】

1. 胃脘痞满　若兼见胃脘痞满不舒、得热则减、遇寒加重者，可加灸胃俞、关元以补阳温胃。

2. 便秘　若兼见大便秘结、口臭烦渴者，可加内庭、合谷以清泻阳明腑热。

3. 食滞　若兼见呕吐酸腐食物、脘腹痞胀、舌苔厚腻，可加天枢、内庭以消食导滞。

4. 痰饮　若兼见呕吐清水或痰涎、脘闷痞满、口干不欲饮，舌苔白滑，证属痰饮停胃者，可加脾俞、阴陵泉以健脾蠲饮。

5. 胃络瘀阻　若久病入络，瘀阻于胃，兼见胃脘疼痛、呕吐呃逆入夜尤甚，舌质紫暗或有瘀斑，可加血海、太冲以理气活血、消瘀散结。

【备选方】

1. 内关、中脘、公孙。针用平补平泻。

2. 中脘、膻中、期门。针用平补平泻。

3. 内关、天突、胃俞。针用平补平泻。

四、平冲降逆方

【组成】　内关　公孙　太冲　涌泉　中极

【功能】　调肝肾，平冲逆。

【操作】　针用平补平泻或泻法。

【主治】　自觉有气从少腹上冲心胸、咽喉，或惊悸不安，或胸闷喘逆，或咯血吐血，或头晕目眩，甚至昏厥不知人事。惊恐和情绪受刺激时易发，或见寒热往来，舌苔白，脉弦或弦数。

【方义】　足厥阴肝经抵少腹，夹胃，上贯膈，过肺，循喉咙；冲脉起于胞中，在腹部与足少阴肾经夹脐上行，至胸中而散，并上达咽喉。若肝肾之气逆乱、其气循肝肾经脉或冲脉上逆，故见少腹上冲心胸、咽喉；逆气冲心扰神则惊悸不安；逆气犯肺、肺失宣降，故见喘逆；血随气逆可见咯血吐血；气机不畅、壅遏清窍则头晕目眩，甚则昏厥不知人事；怒则气上、惊则气乱，故惊恐和情绪受刺激时易发。

内关、公孙：内关为手厥阴心包经之络穴，八脉交会穴之一，通于阴维，功擅宽胸和中；公孙为足太阴脾经之络穴，八脉交会穴之一，通于冲脉，取之以平冲降逆。两穴相配，擅治心、胸、腹部之疾，和冲降逆之功著。

太冲、涌泉：太冲为足厥阴肝经原穴，涌泉为足少阴肾经井穴，取此二穴、施以泻法，意在疏调肝肾之气、平冲降逆。

中极：中极位居下焦，肝脾肾三经均交会于此，多为奔豚气之起点，取之可调肝肾、抑冲逆。

【临床应用】

1. 咳喘　病发时胸闷喘逆甚者，加列缺、肺俞以宣肺止咳、降气平喘。

2. 少腹冷痛、脐下悸动 可加灸关元、命门以温肾散寒。

3. 咯血吐血 若气上冲胸兼见咯血吐血者，可加气冲、中都以疏肝降逆、和血止血。

4. 惊悸不安 加巨阙、神门以调心安神。

【备选方】

1. 太冲、公孙、气冲。针用平补平泻。

2. 章门、期门、涌泉、气海。针用平补平泻。

3. 耳穴：神门、肝、肾、交感、心。毫针刺法，或耳穴贴压法。

五、升阳举陷方

【组成】百会　气海　脾俞　阳陵泉　运中气穴

【功能】补中益气，升阳举陷。

【操作】针用补法，或针灸并用。

【主治】头晕目眩，耳鸣，少气倦怠，四肢无力，腹部有坠胀感。胃下垂，脱肛，子宫脱垂，久泻久痢。舌淡苔白，脉虚弱。

【方义】气陷是指气虚无力举升、清阳之气不升反而下陷的虚弱证候，一般是气虚的发展，也可是气虚的一种特殊表现形式。少气倦怠、四肢无力、舌淡苔白、脉虚弱均为气虚的表现；清阳不升则气血津液不能上承头面耳目，使之失于濡养，故头晕目眩，耳鸣；气虚无力升举、内脏位置不能维固，故见腹部有坠胀感，胃下垂，脱肛或子宫脱垂。

百会：督脉为阳脉之海，百会穴属督脉，为督脉、足太阳之会，居于颠顶，施以灸法，可升阳举陷。

气海：气海为生气之海、呼吸之根，取之以培元益气。

脾俞、阳陵泉：脾主运化升清，脾气以升为健；少阳主升发。方中取脾俞以健脾益气，升清降浊；取足少阳胆经之合穴阳陵泉以利少阳之升发，更益补气之效。两穴配伍，则益气升清相得益彰。

运中气穴：运中气穴有两组，中气法Ⅰ包括中脘、巨阙、下脘、梁门，中气法Ⅱ包括中脘、不容、太乙，两组腧穴均位于胃的体表投影处，两组可交替使用，以复脾胃升降之用，使气机顺畅，清阳得升、浊阴以降，中气得复。

【临床应用】

1. 内脏下垂 胃下垂，加上脘、胃俞；肾下垂，加肾俞、京门；子宫下垂，加子宫、次髎；脱肛者，加长强、天枢。

2. 久泻、久痢 宜加灸天枢、命门以温阳固涩。

3. 重症肌无力 可加相关经筋处的经穴或阿是穴。

【备选方】

1. 足三里、中脘、脾俞、胆俞。针用补法，或针灸并用。

2. 百会、气海、足三里、三阴交。针用补法，或针灸并用。

3. 足三里、太白、中脘、百会。针用补法，或针灸并用。

六、补血方

【组成】膈俞　肝俞　足三里　三阴交

【功能】养血调血，益气生血。

【操作】针用补法。

【主治】头晕眼花，心悸失眠，手足麻木；妇女经量少、愆期甚或闭经；面色萎黄或苍白，唇爪色淡。舌质淡，脉细无力。

【方义】血虚，是指血液不足或血的濡养功能减退的病理状态。脾胃虚弱或饮食营养不足可导致化生血液不足；失血过多，久病等因素可导致营血耗伤；血液不足以濡养头目，爪甲，舌面，故见头晕眼花，面色萎黄或苍白，唇爪色淡，舌质淡；血少不能濡养经脉，肌肤，则手足麻木；血不养心，神失所养，则心悸失眠；血海空虚，冲任失充，故妇女月经量少，愆期甚或闭经；血虚而脉失充盈则脉细无力。

膈俞、肝俞：血会膈俞，故膈俞为血病常用主穴；肝藏血，具有储存血液和调节血量的功能，取肝俞与膈俞配伍，可养血和血。

足三里、三阴交：足三里、三阴交分别属于足阳明胃经、足太阴脾经，脾胃为气血生化之源，取之以健脾胃、益气生血。

【临床应用】

1. 心悸惊惕　加心俞、神门以养心安神。

2. 目涩眼花　加太溪、养老以滋肝明目。

3. 血虚有热　加曲池、血海以清热凉血。

4. 血虚有寒　宜加关元、大椎，灸之以暖血通脉。

5. 乳少　宜加膻中、少泽以调气通络。

6. 月经量少或经闭　加归来、次髎以调冲任、益气血。

7. 虚风内动　若兼见筋脉跳动、或手足拘挛不伸者，为血虚风动之征，宜加阳陵泉、筋缩以舒筋通络止痉。

【备选方】

1. 膈俞、肝俞、绝骨、三阴交。针用补法。

2. 脾俞、肝俞、心俞、足三里。针用补法。

3. 膈俞、气海、肝俞。针用补法，或针灸并用。

七、活血化瘀方

【组成】膈俞　血海　合谷

【功能】疏经通脉，活血化瘀。

【操作】针用平补平泻或泻法。膈俞，血海可用刺络出血法。

【主治】局部痛如针刺，部位固定，拒按，或有肿块，或见出血，血色紫暗，有血块，面色晦暗，肌肤甲错。唇舌紫暗，或舌有瘀斑、脉涩等。

【方义】血行于脉中，以通畅为顺。瘀血的形成包括血液凝滞于脉中、或离经之血瘀阻于脉外两方面。瘀血留于体内，不仅失去正常血液的濡养作用，还会影响全身或局部血液运行，产生疼痛、出血或经络阻塞不通，甚至内脏发生癥积；瘀阻脉络，血行障碍，故见面色晦暗，唇舌紫暗；瘀久不消，营血不能濡养肌肤，则为肌肤甲错；脉涩为瘀阻脉络、血行受阻之象。

膈俞、血海：膈俞为血之会，为治血病之要穴；血海属足太阴脾经，具有化瘀导滞之功效，为活血要穴之一。

合谷：阳明经为多气多血之经，合谷为手阳明大肠经原穴，功擅行气导滞、通经活络。与血海穴合用，两穴一阴一阳，一上一下，共奏行气导滞、通脉活血之功。

【临床应用】

1. 头痛　头痛经久不愈，疼痛如刺，痛有定处，可加阿是穴、委中刺络出血以通络止痛。

2. 癫狂　瘀血痹阻清窍、神明逆乱，症见躁扰不安、恼怒多言，或妄闻妄见，可加水沟、神门、太冲以通窍醒神。

3. 胸痹心痛　若瘀阻于心，症见心胸痛如刺如绞，痛有定处，胸闷气短，心悸不宁，口唇紫暗，脉涩或结代，加心俞、膻中、内关以宽胸利气、通脉除痹。

4. 胁肋痛　若瘀阻肝胁，症见胁痛如刺，固定不移，疼痛入夜尤甚，或见胁下痞块，加支沟、期门、阳陵泉，以疏利肝胆，通络止痛。

5. 胃脘痛　若瘀阻胃络，症见胃脘痛如针刺或刀割、大便色黑，可加中脘、梁丘以和胃通络止血。

6. 经闭、痛经　若瘀阻胞宫，症见少腹疼痛，月经不调，或痛经，或闭经，可加三阴交、地机、中极、次髎以通经活血，调冲任。

7. 癃闭　若瘀阻膀胱，症见小便阻塞不通，小腹胀痛，舌紫暗或有瘀斑，宜加中极、膀胱俞、气海以化瘀散结，通利膀胱。

8. 腰痛　若闪挫扭伤，或日久劳损，瘀阻于腰，症见腰部疼痛固定、如刺如折，轻则俯仰不便，重则痛剧不能转侧，痛处拒按，昼轻夜重，可加水沟、委中、阿是穴以通经活血。

9. 扭挫伤　症见局部青紫肿胀疼痛，可于局部施以刺血拔罐。

【备选方】

1. 膈俞、血海、太冲、委中。针用平补平泻或泻法。
2. 太冲、合谷、血海、三阴交。针用平补平泻或泻法。
3. 曲池、血海、大椎、太冲。针用平补平泻或泻法。

八、清热凉血方

【组成】血海　委中　曲泽　少冲　大椎　曲池

【功能】泄热凉血，宁血安神。

【操作】针用泻法，除曲池、血海外，他穴可用三棱针点刺出血。

【主治】心烦，躁扰不宁，口干不欲饮，身热以夜间为甚，或见吐、衄、尿血及斑疹等，妇女月经提前、量多、色深红等。舌红绛，脉数。

【方义】血热一般由于邪热入血，或脏腑火热炽盛所致。热在血分，迫血妄行、甚则灼伤脉络，或伤阴耗液，故临床表现既有热象，又有动血伤阴的征象。

血海、委中：血海属足太阴脾经，为治血之要穴；委中为足太阳膀胱经合穴，又称血郄；两穴相配，泻之可凉血宁血。

少冲、曲泽：心主血脉，血分有热，选手少阴心经之井穴少冲、手厥阴心包经之合穴曲泽，二穴刺络出血可清心泄热、凉血安神。

曲池、大椎：曲池为手阳明大肠经之合穴，阳明经多气多血；大椎为手足三阳、督脉之会。两穴相配，泻之可清热透气、促使营血之热转气分而得清。

【临床应用】

1. 咳血 加孔最、鱼际以清肺泄热止血。

2. 吐血 加内庭、气冲以清胃降逆止血。

3. 衄血 加泻合谷、上星以清热凉血。

4. 尿血 加膀胱俞、中极以清利膀胱，凉血止血。

5. 月经先期 加三阴交、地机调冲任；崩漏：加三阴交、隐白以固冲止血。

6. 热毒炽盛、斑色紫黑 可加刺八风、八邪出血以泄热凉血。

7. 神昏谵语 若血热内扰心神而致神昏谵语者，宜加水沟、劳宫、内关以开窍醒脑，泻心安神。

8. 若血热风动而见抽搐者 可加泻太冲、十宣（放血）以凉血泄热，平肝息风。

【备选方】

1. 曲池、十宣、三阴交。针用泻法，十宣宜三棱针点刺出血。

2. 大椎、膈俞、太冲、涌泉、曲泽。针用泻法，大椎、曲泽宜三棱针点刺出血。

九、温经通脉方

【组成】太渊 膈俞 大椎 关元

【功能】温经散寒，活血通脉。

【操作】温针灸，或灸法。

【主治】手足冷痛，肤色紫暗发凉，或少腹拘急疼痛，或月经愆期，痛经，经闭，经色紫暗，夹有血块。舌淡紫，脉沉迟、或弦或涩。

【方义】《素问·调经论》曰："血气者，喜温而恶寒，寒则泣而不能流，温则消而去之。"血行于脉中，若寒邪客于脉中则凝滞气机，血行不畅，故见手足冷痛，肤色紫暗发凉；寒滞肝脉则少腹拘急疼痛；寒凝胞宫致冲任失调，则月经愆期，痛经，经闭。

大椎、关元：督脉为阳脉之海，大椎属督脉，为督脉与手足三阳之交会穴，乃纯阳之穴；任脉为阴脉之海，关元属任脉，为任脉与足三阴之交会穴，元气出入之要道。取大椎、关元灸之，可温经通络、散寒止痛。

太渊、膈俞：脉会太渊、血会膈俞，二穴配伍，灸之可温经通脉、活血止痛。

【临床应用】

1. 寒疝　睾丸疼痛，牵引少腹冷痛，肢冷，脉沉弦，可加大敦、归来、三阴交，灸之以暖肝散寒、通脉止痛。

2. 月经病　月经愆期：加灸命门、血海以温阳暖宫、活血通脉；痛经：加地机、次髎以通经活血止痛；闭经：加中极、归来、次髎以通调冲任。

3. 血栓闭塞性脉管炎　可加阳陵泉、阿是穴灸之，以舒筋通络，活血止痛。

4. 厥证　若手足厥冷、脉微细欲绝者，加灸神阙、百会以通脉回阳。

【备选方】

1. 心俞、太渊、足三里、三阴交、关元俞。温针灸，或灸法。

2. 曲池、外关、阳溪、足三里、阴陵泉。温针灸，或灸法。

十、补气养血方

【组成】气海　膈俞　足三里　三阴交

【功能】益气养血。

【操作】针用补法，或灸法。

【主治】面色苍白或萎黄，头晕目眩，四肢倦怠，气短懒言，心悸怔忡，食欲不振，妇女月经量少，月经后期，甚至闭经。舌淡苔薄白，脉细弱或虚大无力。

【方义】久病失治或病后失调，或失血过多，或年老脏腑功能衰退，以致气血两虚，气血亏虚则失其温煦濡养之功，故见上述诸症。

气海、膈俞：气为血之帅、血为气之母，气血相互依存、相互为用。气海属任脉，居于下焦，为一身元气所系；膈俞为血之会，两穴相配。针用补法或灸之，以补益气血。

足三里、三阴交：补益脾胃以益气血生化之源。

【临床应用】

1. 若眩晕甚者　加百会、血海，以升举气血，使之上荣；心悸怔忡甚者：加神门、巨阙以调心安神。

2. 月经量少、闭经　加脾俞、归来、次髎以补气血，调冲任；痛经加关元、次髎通经止痛。

3. 乳少　产后乳少，乳汁清稀，甚或全无，面色少华，加少泽、膻中、乳根，其中少泽为常用效穴，膻中调气催乳；乳根位于乳下，属足阳明胃经，取之可疏调阳明经之气血以催乳。

4. 疮疡日久不敛　属气血不足者，可加脾俞、血海，并于疮疡局部加用隔附子饼灸。

【备选方】

1. 气海、血海、足三里、脾俞、胃俞。针用补法，或灸法。

2. 肺俞、心俞、肝俞、三阴交、胃俞。针用补法，或灸法。

3. 足三里、三阴交、肝俞、脾俞。针用补法，或灸法。

十一、行气活血方

【组成】膻中　膈俞　合谷　太冲

【功能】疏经通络，行气活血。

【操作】针用平补平泻法，膈俞三棱针点刺法。

【主治】局部胀满疼痛，时轻时重，情志不舒则病情加重。舌质紫黯或有瘀点。苔薄白，脉弦或涩。

【方义】血行脉中，有赖于气的推动，气行则血行，气滞则血行不畅而形成血瘀，血瘀也可阻滞气机，导致气滞。因此，临床上气滞与血瘀往往同时并见。

膻中、膈俞：气会膻中，血会膈俞，两穴配伍，膻中针用平补平泻、膈俞以三棱针点刺出血，可调气活血。

合谷、太冲：此二穴合称四关穴，合谷为手阳明大肠经原穴，为阳、主气、属腑；太冲为足厥阴肝经原穴，为阴、主血、属脏。两穴相配，一上一下、一阴一阳、一气一血，调理经脉气血。

【临床应用】

1. 痛经　妇女经前、经期小腹胀痛拒按，或伴乳房胀痛，月经量少不畅，色暗有血块，可加血海、归来以活血通经。

2. 闭经　症见月经停闭，小腹胀痛，加归来、次髎以通经活血，调冲任。

3. 胁痛　可加期门、阳陵泉以疏泄肝胆经气，通络止痛。

4. 胸痹心痛　可加内关、巨阙以宽胸理气，通脉活血。

5. 痹证　可加曲池、阿是穴以祛风通络，活血止痛。

【备选方】

1. 期门、太冲、膻中、三阴交。针用平补平泻法。

2. 血海、膻中、合谷、太冲。针用平补平泻法。

3. 膻中、合谷、内关、三阴交、血海。针用平补平泻法。

第二节　津液病证处方

津液是体内一切正常水液的总称。津与液既相似，又不同，其性质、分布部位和作用各有区别。清而稀者为津，渗透浸润于肌肤腠理之间，有濡养肌肉、充润皮肤的作用，如组织间液、淋巴液等。浊而稠者为液，流行灌注于关节、脑髓、孔窍等处，有润滑关节、滋养脑髓、濡润孔窍的作用，如关节液、唾液等。津与液就整体的功用来说又同属一体，互相影响、互相转化，所以津与液常常并称为津液。

津液来源于饮食，经脾胃运化之后产生水谷精微的液体部分，注入经脉，输布全身，营养机体。津液既是血的组成部分，又同源于水谷精微，属于"阴"的范畴，故津液、血、阴等概念关系密切。

"饮入于胃，游溢精气，上输于脾，脾气散精，上归于肺，通调水道，下输膀胱""肾者水脏，主津液""三焦者，决渎之官，水道出焉"。可见，津液的生成、输布与排泄，与肺、脾、肾、三焦等脏腑的功能和气的升降出入以及气的气化、温煦、推动、固摄作用密切相关。

津液的病变，既可由于外邪侵扰，也可由于脏腑机能的失常所致，各种原因所致水液代谢障碍，或津液耗损证候，均可称之为津液病。津液病一般可概括为水液停聚和津液不足两方面。津液的输布、排泄障碍，可导致水液停聚，表现为湿、水、痰、饮等病理变化，并进而影响脏腑的功能；津液生成不足或消耗过多则会出现津液不足的病证。

一、祛痰化浊方

【组成】 中脘 足三里 丰隆 阴陵泉

【功能】 理气和中，化痰降浊。

【操作】 针用平补平泻法，或针灸并用。

【主治】 胸脘痞闷，恶心纳少，呕吐痰涎，头重眩晕，身重困倦，形体多肥胖，或咳嗽咯痰，或神昏而喉中痰鸣，或神志错乱而为癫、狂、痴、痫，或见瘰病、瘿瘤、乳癖、核块。舌苔腻，脉濡滑。

【方义】 痰浊是由于诸种因素影响脏腑（肺、脾、肾）的气化功能，致使水液内停、凝聚而成。痰浊既可停阻于脏器组织之间，也可见于某些局部，或可流窜全身。痰浊中阻、胃失和降，则胸脘痞闷，恶心纳少，呕吐痰涎；痰浊阻滞气机，故身重困倦；泛于肌肤则形体肥胖；痰蒙清窍则头重眩晕；痰浊蒙蔽心神，则神昏而喉中痰鸣，或发为癫、狂、痴、痫等；痰浊停积于局部，故见瘰病、瘿瘤、乳癖、核块；舌苔腻、脉濡滑则为痰阻于内的表现。

中脘、足三里：中脘为胃之募穴、腑之所会，功擅理中调气；足三里为胃之合穴，功擅健脾和胃。两穴配伍，可健运脾胃，通调腑气，清升浊降，则痰浊除，故《行针指要歌》曰："或针痰，先针中脘、三里间。"

丰隆、阴陵泉：丰隆为足阳明胃经之络穴，络于足太阴脾经，功擅化痰降浊，为治痰之要穴；阴陵泉为足太阴脾经合穴，可健脾利湿。二穴配伍，则理脾化湿、除痰降浊。

【临床应用】

1. 中风 若痰浊内盛而动风，症见头晕目眩，喉中痰鸣，突然仆倒，口眼歪斜，舌强不语，四肢麻木，偏瘫等，可加内关、水沟以开窍醒神，加太冲以平肝息风。

2. 郁证 痰气郁结，兼见精神抑郁，忧虑多愁，哭笑无常，自语或不语者，可加太冲、内关，以疏肝解郁，开窍醒神。

3. 乳癖 痰浊内结于乳房而见乳房肿块者，宜加膻中、乳根、太冲以宽胸理气，散结通络。

4. 瘰疬、瘿瘤　痰浊结于颈项、腋下而为瘰疬者，可加灸肩井、肘尖、阿是穴以散结消瘰；痰浊结于颈而见颈前喉结两侧漫肿或结块，并随吞咽而上下移动者，可加天突以疏通任脉、化痰降气，加太冲以行气散结。

5. 痴呆　若痰阻脑络，兼见神情淡漠，善忘迟钝，寡言少语者，可加四神聪、神庭、内关、太冲以疏经通络、开窍醒神。

6. 胸痹　若痰阻胸阳，兼见心胸窒闷或如物压，心悸气短者，可加膻中、内关以宽胸利气、振奋胸阳。

7. 眩晕　若痰浊上蒙导致头重如裹，视物旋转者，可加头维、百会通络开窍。

8. 久病脐下悸动、肢冷畏寒　加灸命门、关元以温肾除寒。

【备选方】

1. 中脘、阴陵泉、足三里、胃俞。针用平补平泻法。
2. 脾俞、胃俞、章门、内关、阴陵泉。针用平补平泻法。
3. 耳穴：胃、脾、耳中、神门、三焦、肺。毫针刺法，或耳穴贴压法

二、利水消肿方

【组成】水分　阴陵泉　外关　三焦俞　复溜

【功能】化气利水，消肿。

【操作】针用补法，或灸法。

【主治】水肿，或见于下肢，或见于面睑，或见于全身，按之凹陷，或腹满如鼓、叩之声浊，小便不利。舌淡苔润滑，脉濡缓或沉。

【方义】水停又称"水气"，是由于肺脾肾三脏对水液运化、输布功能失调，气化失职，导致体内水液潴留的病证。水液泛溢于肌肤，或停聚于下肢，或停留面、腹部，或见于全身，故见局部或全身水肿。下焦气化失常则小便不利。舌淡苔润滑，脉濡缓或沉为水液停聚之候。

水分、阴陵泉：水分属任脉，穴名即指本穴有分利水湿之功，为治疗水病之要穴，灸之尤佳。《行针指要赋》曰："或针水，水分夹脐上边取。"《铜人腧穴针灸图经》谓"水病灸之大良，可灸七壮至百壮止。"阴陵泉为足太阴脾经之合穴，属水，取之以理脾健运、祛湿利水，治疗水肿时，常与水分配伍，如《百症赋》："阴陵、水分，去水肿之脐盈。"

外关、三焦俞：三焦是气的升降出入通道，又是气化的场所，有主持诸气，总司全身气机和气化的功能，故《难经·三十一难》说："三焦者，气之所终始也。"同时，三焦还是水液运行的道路，所谓"三焦者，决渎之官，水道出焉"（《素问·灵兰秘典论》）。方中外关属手少阳三焦经，通于阳维脉；三焦俞属足太阳膀胱经，为三焦背俞穴。二穴配伍，可调畅气机、疏利水道、促进气化，使水湿除而肿消。

复溜：肾主水，为气化之本，在体内水液代谢平衡中，起着极其重要的作用，故《素问·水热病论》："肾者，胃之关也，关门不利，故聚水而从其类也，上下溢于皮肤，故为胕肿。"复溜为足少阴肾经之经穴，灸之以温肾通经，利水消肿。

【临床应用】

1. 风水　若水肿始于面部，继而遍布全身，伴发热恶风者，可加尺泽、合谷以疏风宣肺，利水消肿。

2. 面浮足肿　午后加重，伴脘腹胀闷，纳呆泛恶、身体困重者，加脾俞、中脘以健脾利水。

3. 鼓胀　若腹满如鼓，叩之声浊，可加灸神阙、脾俞以温振脾阳、利水消肿。

4. 阴水　若水肿腰以下尤甚，伴腰部冷痛酸重、怯寒神疲者，可加灸关元、肾俞以温肾利水。

【备选方】

1. 尺泽、水分、阴陵泉、复溜、气海俞。针用平补平泻法，或针灸并用。
2. 阴陵泉、关元、合谷、三焦俞、复溜。针用平补平泻法，或针灸并用。
3. 耳穴：肺、脾、肾、三焦、膀胱、皮质下。毫针刺法，或耳穴贴压法。

三、和中蠲饮方

【组成】　中脘　天枢　外关　阴陵泉

【功能】　温中散寒，和胃化饮。

【操作】　平补平泻法或灸法。

【主治】　心下坚满或疼痛，胃脘有振水声，呕吐痰涎清稀，饮入即吐。或腹部坚满或疼痛，肠间沥沥有声，口不渴或渴不多饮，背冷如掌大，头目眩晕，小便不利。苔白滑，脉弦滑等。

【方义】　饮食不节、或过用寒凉药物、或寒邪入内，壅遏中阳，可导致运化失职，水饮内停于胃肠。水饮停滞胃中不得布化，则心下坚满或疼痛，胃脘有振水声；胃中停饮则胃失和降，故呕吐清稀痰涎；水谷精微不化生津液，反为饮邪则渴不多饮；饮邪结聚于肠中，则腹部坚满或疼痛，饮流于肠，故肠间沥沥有声；饮邪内阻，阳气受遏，故背寒；清阳不能上达则头目眩晕；饮邪中阻，膀胱气化失司，故小便不利。舌苔白滑，脉弦滑为水饮中结之征。

中脘、天枢：中脘为胃之募、腑之会穴，天枢为大肠募穴，二穴相配，意在通调胃肠腑气，和胃化饮。

外关、阴陵泉：外关属手少阳三焦经，取之以条达气机，通利三焦；阴陵泉为脾经合穴，属水，取之以理脾而利水化湿。两穴配伍，可疏达气机，清升浊降，水饮得蠲。

【临床应用】

饮热互结　若饮邪日久不除，郁而化热，致使饮热互结，症见脘腹坚满或灼痛，烦躁，口干口苦，大便秘结，小便赤涩，加内庭、合谷、中极以泻内热，通二便。

【备选方】

1. 中脘、天枢、胃俞、三焦俞。平补平泻法或灸法。
2. 胃俞、大肠俞、三焦俞、阴陵泉。平补平泻法或灸法。
3. 耳穴：胃、大肠、神门、三焦、膀胱。毫针刺法，或耳穴贴压法。

四、攻逐水饮方

【组成】肺俞 膻中 大包 脾俞 支沟

【功能】宣肺利气，利水逐饮。

【操作】针用平补平泻或针灸并用。

【主治】胁痛，咳唾更甚，转侧呼吸牵引而痛，肋间胀满，气短息促。舌质淡、脉沉而弦。

【方义】胸胁为气机升降之道，肺气郁滞，气不布津，饮停胸胁，则胸胁脉络受阻，气机不畅，故见胁痛，肋间胀满；饮停胸胁则肺之宣降不利，故气短息促；舌淡、脉沉弦为水饮内结之候。

肺俞、膻中：肺主气，气会膻中，二穴相配，意在理气宽胸，宣肺利水。

大包、脾俞：大包为脾之大络，位于胸胁部，与脾俞相配，既可疏通胸胁之络脉，又可理脾利水消饮。

支沟：手少阳三焦经布胸中、遍属三焦，取之以疏经通络，通利三焦水道。

【临床应用】

1. 若兼见寒热往来、咳嗽气促 可加外关、尺泽以和解少阳，宣肺解表。

2. 若胁痛甚者 加阳陵泉、期门以疏利肝胆经气、通络止痛。

3. 阳气式微 若日久不愈，兼见形寒肢冷，少气懒言者，可加大椎、至阳等督脉经穴以振奋阳气、散寒逐饮。

【备选方】

1. 中脘、章门、脾俞、太渊、阴陵泉。针用平补平泻；或针灸并用。

2. 三焦俞、石门、水分、天枢、中封。针用平补平泻，针灸并用。

五、滋养津液方

【组成】足三里 三阴交 太溪 养老

【功能】调中生津，滋阴养液。

【操作】针用补法。太溪穴于内踝后的胫后动脉前缘浅刺 0.2～0.3 寸，微微雀啄，使针感传至足底。

【主治】唇、舌、咽喉、皮肤干燥，口渴，尿少，或见肌肉消瘦，便秘。舌红少津、苔薄黄，脉细数。

【方义】津液不足，是由于津液的生成不足或消耗过多，致使体内津液在数量上减少，导致内至脏腑，外至皮肤、孔窍缺乏津液，失其濡润滋养，产生一系列干燥失润的病理现象。

足三里、三阴交：《灵枢·痈疽》曰："中焦出气如雾，上注溪谷，而渗孙脉，津液和调，变化而赤为血。"津液和血液同源于水谷精气，故有"津血同源"之说。取足三里、三阴交意在调理脾胃、补益气血生津液。

太溪：《素问·逆调论》曰："肾者水脏，主津液。"一方面，肾与体内津液的输布和排泄密切相关，另一方面，肾为元阴之所，津液属阴，肾在维系津液平衡中起着重要作用。方中太溪为足少阴肾经之原穴，取之可益肾养阴护津液。

养老：小肠分清别浊，与津液的吸收有关，故小肠"主液所生病"。养老为手太阳小肠经之郄穴，有滋养津液的作用，临床常用于治疗失于津液濡养的筋骨痹痛、五官病证。

【临床应用】

1. 便秘 若肠燥津亏，兼见便秘者，加天枢、上巨虚以疏通大肠腑气。

2. 消渴 若胃燥津伤，兼见消谷善饥，形体消瘦者，可加脾俞、胰俞、内庭以清泻胃热，调中养阴。口渴甚者可加金津、玉液以生津止渴。

3. 咳嗽 若肺燥津伤，兼见干咳少痰，咯痰不爽者，加肺俞、列缺、照海以润肺止咳，养阴生津。

【备选方】

1. 肝俞、肾俞、肺俞、三阴交、绝骨。针用补法。
2. 肾俞、阳溪、小肠俞、太渊。针用补法。
3. 气海、廉泉、内庭、太溪、液门。针用补法。

六、豁痰开窍方

【组成】 四神聪 太冲 丰隆 水沟 鸠尾

【功能】 豁痰祛浊，开郁醒神。

【操作】 针用平补平泻。

【主治】 痰厥，痫证及癫病。若为痰厥则为意识模糊，甚则昏不知人，常伴脘闷作呕。若为痫证，则见昏仆，不省人事，口吐涎沫，喉间有痰声。癫证则表现为精神抑郁，表情淡漠，神志痴呆，喃喃自语，举止失常。

【方义】 本证主因湿浊酿痰，或情志不遂，气郁生痰而起。与痰火扰神不同，本证属阴，无明显热象，以静态发病为主，且多因情志不遂而致肝气不疏，气机郁结，甚则肝风内动，又兼痰浊为患，二者相随而动，发为痫疾。因本证主因痰迷心窍而成，而治痰不易，治所迷心窍之痰尤难，故本证治之不易。

四神聪：经外奇穴，位居颠顶善开窍醒神，常用于治疗各类脑部疾病。

水沟、鸠尾：水沟通于督脉，别名人中，鬼市。鸠尾为任脉之络穴，主治神志病，可调和阴阳、开窍醒脑。《玉龙歌》曾谓："鸠尾独泻五般痫。"所以历代都将鸠尾作为治疗痫证之要穴。水沟与鸠尾二穴相配，任督相互为用，则开窍醒脑之功著。

太冲、丰隆：太冲为足厥阴肝经之原穴，《马丹阳天星十二穴歌》谓太冲"能医惊痫风"。故以太冲调理气血，平肝柔肝，使气机顺则痰自消。丰隆功擅调理脾胃，豁痰化浊，为治痰之要穴。

【临床应用】

1. 郁证 加膻中、内关。膻中为气会，又为手厥阴心包经之募穴，具有降气、宽胸，宁心之功用。内关为心包经之络穴，通于阴维脉，且心包为心之宫城，故取内关以宽胸理气，宁心安神。

2. 痫证　加腰奇。腰奇为经外奇穴，尾骨尖直上 2 寸，为治痫证之要穴。

3. 癫证　加足三里、气海以温阳行气。

【备选方】

1. 通里、三阴交、阴陵泉、心俞、内关。针用泻法。

2. 印堂、四神聪透百会、劳宫、大陵、丘墟透照海。针用泻法。

第三章　脏腑病证处方 ▷▷▷▷

第一节　心与心包病证处方

心居胸中，主血脉，具有推动血液在脉中运行的作用。又主神明，为人体精神和意识思维的主宰。心包为心之宫城，护卫其外，既可代君行令，又可代君受邪。心开窍于舌，在体合脉，其华在面。

心经起于心中，属于心系，下膈络小肠，其分支上夹咽，系目系。又从心系上肺，分布于上肢内侧后缘至小指端。心包经起于胸中，出属心包，下膈，历络三焦。分布于前臂内侧正中，通过掌心至中指端。

手少阴心经起于心中，出属心系。手太阳经络心、足太阴经注心中、足少阴经络心、足太阳经别当心入散，足少阳经别贯心、足阳明经别上通于心、督脉上贯心。手厥阴经属心包络，手少阳经散络心包，足少阴络上走于心包下。

心的证候可分为虚实两端。虚证多由思虑劳神过甚，久病伤心、先天不足等原因致心血虚、心阴虚、心气虚、心阳虚、心阳暴脱等。实证多由气滞、血瘀、痰阻、火扰、寒凝等原因，导致心火亢盛、心脉痹阻、痰蒙心神及痰火扰神等。

心与心包病变主要反映在心本身，即主血脉、主神明的功能失常。常见的症状为心悸，怔忡，心痛，心烦，失眠，多梦，健忘，神昏，神识错乱，脉结代促等。某些舌体病变如舌痛，舌疮等亦可归属于心。

一、温阳补心方

【组成】内关　郄门　膻中　心俞　气海

【功能】温心阳，补心气。

【操作】用补法或平补平泻法，可灸。

【主治】心悸、气短、胸痹心痛。气虚者兼气短、自汗，活动后加重，面色㿠白，舌质淡，脉虚弱无力。阳虚者在上述基础上更有畏寒肢冷，或面唇青紫，舌质淡舌体胖大或紫暗，苔白滑，脉沉弱或结代。

【方义】宗气积于胸中，贯心脉而行呼吸。心主血脉，肺主气，行呼吸。通过宗气的作用，使心与肺在生理上相互支持，在病理上相互影响。心气虚必导致肺气虚，肺气虚必导致心气虚，故心悸与气短常常并见。气虚则不耐劳作，动则诸症益盛。气不摄津则自汗。心阳虚则生内寒，寒主收引，血行不畅，痹阻于心则胸痹心痛，见于脉则结代，瘀于唇舌，则唇舌紫暗。阳虚则水泛，故亦可见舌质淡舌体胖大、甚则边有齿痕，气虚无以运血养颜，故见面色㿠白。畏寒肢冷为阳虚的典型症状。气短乏力、面白舌淡又为气虚的典型症状。

内关、郄门：同属手厥阴心包经，二穴同经组合，配合补法或温灸可加强温心阳补心气之功。从临床看，凡血脉方面的疾病，心包经的腧穴优于心经腧穴，特别是在"气至病所"方面表现尤为捷速。

膻中、心俞：膻中为心包募穴，《针灸甲乙经》谓："唾喘短气不得息，口不能言，膻中主之。"与心俞相伍，前后呼应，从局部治心疾。

气海：《针灸大成》谓之"男子生气之海"。本穴为元气汇集之地，有补气温阳的双重作用，故心气虚、心阳虚皆可用之。此外，此穴又具有行气之功，气虚则易生郁滞，补气海既可益元补气，又可温通心脉。

【临床应用】

1. **心悸、气短**　若为心气虚所致，不必另加腧穴，心阳虚者可加关元，以助气海温阳之力。

2. **胸痹心痛**　心脉痹阻者可在心俞、厥阴俞处刺络拔罐，以达行血化瘀之功。心阳虚者加关元，意在温阳化水。

【备选方】

1. 神门、阴郄、关元。针用补法，或针灸并用。

2. 丘墟透照海、间使、厥阴俞、关元。针用补法，或针灸并用。

二、养心安神方

【组成】心俞　神门　三阴交　足三里

【功能】滋心阴，补心血。

【操作】用补法或平补平泻。

【主治】心悸，失眠健忘，心神不宁。心血虚证兼见面色淡白或萎黄，唇舌色淡，脉细弱。心阴虚证兼见心烦，手足心热，午后潮热，盗汗，两颧妆红。舌红少津，无苔或薄黄苔，脉细数。

【方义】阴血不足，心失所养，故见心悸，失眠，健忘，心神不宁；正常皮肤为黄白色，血虚则色淡，失却荣养则唇舌淡而面色淡白或萎黄。阴虚则热，故心烦，手足心热，午后潮热，盗汗，两颧妆红，舌红少津，无苔。脉细弱为血虚不充脉道之征。脉细数为阴虚化热之征。

心俞：心之背俞穴，属阳，取之乃寓"从阳到阴"之意。

神门：心经原穴，《灵枢》谓："五脏有疾也，当取之十二原。"以之养心安神。

三阴交：穴属脾经，足太阴上通于心。且本穴为足三阴交会穴，其穴性为精血之穴，取其滋阴养血之功。

足三里：属胃经，经别上通于心，补后天生化气血，以养心血。

【临床应用】

1. **心悸、心痛**　加膻中、内关、郄门。膻中从局部角度强心。内关与郄门同经组合，强心定悸。

2. 失眠、健忘　加百会、印堂、太溪、安眠穴以加强安眠的作用。凡患此病者，多有头昏、头胀之兼症，故以局部穴百会、印堂治之。太溪为补肾阴之穴，故阴虚者加太溪滋肾阴以养心阴。

3. 心烦不宁　加劳宫、内关、四神聪、膻中。盗汗者加阴郄以养心阴止汗；烦躁不宁者主要表现在头与心胸部，故局部选用四神聪和膻中；内关与劳宫为同经组合，从远端治心。

【备选方】
1. 阴郄、太溪、内关、心俞。用补法或平补平泻，不宜灸。
2. 耳穴：神门、心、肝、肾、胃、皮质下。毫针刺法，或耳穴贴压法。

三、回阳固脱方

【组成】神阙　关元　百会
【功能】回阳救逆。
【操作】重灸法。
【主治】中风，胸痹心痛剧烈，并见冷汗淋漓，甚至汗出如油，四肢厥冷，呼吸微弱，面色苍白，唇甲青紫，脉微欲绝，甚或神志模糊，昏迷不醒。
【方义】阳气衰竭，不能温煦四肢则四肢厥冷，阳不敛阴，则大汗淋漓。心阳衰竭，失却行血脉，司呼吸之功能，故呼吸微弱，脉微欲绝。阳气外亡，络脉失充，故面色苍白。血行不畅，瘀阻于心脉则见胸痹心痛、唇甲青紫。阳衰则神明无主，故见神志模糊或昏迷不醒。

神阙、关元：神阙为生命之根蒂，真气之所系。真气者所受于天与谷气，并而充身者也。关元为元气出入的道路，为补元气要穴。二穴合用，并施重灸法是目前最常用的回阳救逆之法。

百会：位居颠顶，《针灸大成》谓："手足三阳督脉之会。"善升提阳气以固脱。

【临床应用】
1. 中风脱证　加补三阴交以从阴引阳、回阳固脱。
2. 胸痹心痛脱证　加郄门、心俞、膻中以宽胸理气，行气止痛。

【备选方】
1. 百会、内关、关元。灸关元、百会。内关用平补平泻。
2. 神阙、肾俞、足三里。灸法。

四、清心泄热方

【组成】大陵　劳宫　外关　行间
【功能】清心火，泻郁热。
【操作】针用泻法。
【主治】心烦不寐，口舌生疮，伴面赤口渴，身热，便秘溲黄，或见小便赤涩、灼痛。舌尖红绛，苔黄脉数。

【方义】《诸病源候论》谓："心象火，王于夏，其脉如钩而洪大……心气盛，神有余……是心气之实也，则直泻之。"故心病之为患，多因情志抑郁，气郁化火，邪火扰心。治则当明辨虚实，虚则补之，实则泻之。因心开窍于舌，故心火内炽而为舌尖红绛；心居胸中，心火亢盛，则易觉心胸烦闷，若火热内扰心神则见失眠，重则扰乱神明则为谵狂。若心火内炽上炎则为面赤，灼津则为口渴，若热及下焦则见尿黄，便结。若心火炽盛，络脉被灼则见吐血衄血。

大陵：心包经输、原穴，亦为心包经的子穴。"实则泻其子"，因此大陵可主治心包经的一切实证，有清心泻火之功。

行间：为足厥阴肝经荥火穴，与心包经大陵分别为同名经相应取穴，因其同名均可交会灌注，以取"同气相求"之意，同时荥主身热，取之去肝经之郁火，而达清热泻火之效。

外关：为手少阳三焦经之络穴，八脉交会穴之一，通阳维脉，"阳维为病苦寒热"（《难经·二十九难》）。故阳维脉有维系诸阳经的作用，可泄周身上下之热，同时又与手厥阴心包经互为表里，可收清利三焦，通利小便，引热下行之功。

劳宫：手厥阴心包经之荥火穴，心居胸中，心包络护卫于外，为心之宫城，代心受邪，故心经实邪火热，宜由心包络泻之。《针灸甲乙经》劳宫主"热病发热"。《玉龙歌》："劳宫大陵治心疾黄痰。"

【临床应用】

1. 躁烦不寐　若兼口干少津，舌红脉细，系阴虚之象，可加用针泻神门补复溜，以滋阴清火，而收类似黄连阿胶汤之功。

2. 梦遗　加肾俞、心俞、关元、中封。心为君火，肾为相火，心有所感则君火动于上，夜有所寐则相火应于下，遂致精室动摇，精液自溢。故取心肾二俞相配，经气相通，泻上补下，水火相济，同时取关元可固肾精之根本，取中封可降肝火而止梦遗。

3. 口臭　加水沟。《玉龙歌》："口臭之疾最可憎，劳心只为多情苦，大陵穴内人中泻，心得清凉气自平。"考口臭之疾乃心火亢盛上逆，熏蒸于口舌，故予针泻大陵以治其本，水沟属督脉经穴，主治一切热病，昏厥，与大陵相配，则其清心泻火之功尤胜。

4. 小便涩痛　若心移热于小肠，症见小便短赤而涩，尿时刺痛者，加中极、小肠俞，泻之以清热利水。

【备选方】

1. 心俞、神门、太冲、曲池。针用泻法。
2. 耳穴：心、神门、膀胱、三焦、小肠。毫针刺法，或耳穴贴压法。

五、活血通脉方

【组成】心俞　巨阙　膻中　膈俞　阴郄　内关

【功能】活血化瘀，通脉止痛。

【操作】用泻法。

【主治】胸痹心痛，痛引肩背至臂内侧，时作时止，多有刺痛感。多兼心悸气短，重则口唇指甲青紫，四肢逆冷。舌质紫暗，脉细涩或结代。

【方义】心主血脉，瘀血的病证在临床较为多见，其中心脉瘀阻多属冠心病或心肌梗死引起的心绞痛。本证不论何种原因引起的，一有"瘀"即成阻，瘀阻则心脉不通，不通则痛；其痛甚则痛引肩背至臂内侧，故正如《灵枢·经脉》所描述："手少阴之脉……下出腋下，循内后廉……下肘内，循臂内后廉……"所以治疗以活血化瘀，通脉止痛为大法。

心俞、巨阙：此为俞募配穴，可调益心脏之功能，活血化瘀。故《备急千金要方》云："心痛不可按，烦心，巨阙主之……心俞主筋急。"

膻中、膈俞：膈俞为血之会；膻中为气之会，故取二穴可活血化瘀行气，以求气行则血行，血行则瘀化，俾使经络通畅，通则不痛。

阴郄、内关：阴郄为心经之郄穴，为经气深聚之所在，阴经郄穴治疗血证效果较好，故可取其通调经气，活血通脉；内关为心包经之络穴，取之以通经络而蠲痹镇痛。

【临床应用】

1. 心悸怔忡　加曲泽、少海。因心包为心之宫城，故可取手少阴心经之合穴少海及手厥阴心包经之合穴曲泽，二穴相配，以收强心定悸止痛之效。

2. 寒凝心脉　加气海、关元，针后加灸，以收温寒散凝之效。

3. 痰浊内阻　加中脘、丰隆，以健脾化痰祛浊。

4. 心气虚衰　加气海、足三里，补先天及后天之气，以益心气。

【备选方】

1. 通里、血海、厥阴俞、合谷、三阴交。针用泻法。

2. 心俞、膻中、内关、中冲、三阴交。针用泻法。

第二节　肺病证处方

肺居胸中，上连气道喉咙，开窍于鼻，肺在体合皮，其华在毛。其主要生理功能是主气，司呼吸，而行清浊气体之交换。吸入的清气，积于胸中，参与宗气的形成，并贯注于脉而布于全身，故有肺为气之大主之称。肺主通调水道，主宣发与肃降，通过其宣发与肃降，使气津得以布散，皮毛得以温养、濡润，同时在上能排出体内的浊气；在外可排出代谢后之汗液；在下、在内输送津液，而成为尿液生成之源，经肾蒸腾气化，将代谢后的水液化为尿液贮存于膀胱，而后经肾与膀胱的气化功能排出体外。由于肺的宣发和肃降运动对体内津液的输布、运行和排泄有疏通和调节功能，使水液运行的道路通畅，在维持机体水液代谢平衡中发挥着重要的调节作用。因此又有"肺为水之上源"之说。

肺经起于中焦，下络大肠，属肺，从肺系横出腋下，循上肢内侧前缘至拇指端，其分支从腕部至食指端。而其络脉则入掌中，散鱼际。

手太阴肺经属肺，手阳明经络肺，手少阴经上肺，足少阴经入肺中，足厥阴经上注肺。

肺的证候有虚实两类。虚证多由久病咳喘，或被其他脏腑所累，导致肺阴虚和肺气虚；实证则多因风、寒、燥、热等外邪侵袭或痰饮停聚于肺所致。

肺的病变主要反映在肺与肺系呼吸功能减退，水液输布失常，以及卫外功能失职等。主要症状表现在恶寒发热，咳嗽，喘促，咯痰，咯血，胸痛，喉痛，鼻塞流涕，上身水肿等，其中尤以咳喘为最常见，即所谓咳喘不离乎肺也。

一、补肺气方

【组成】肺俞　膻中　天突　中脘　足三里　气海

【功能】补气益肺，止咳平喘。

【操作】针用补法，或针灸并用。

【主治】咳嗽，气喘，气短，动则尤甚，痰稀色白，语声低怯或自汗，畏风，易感冒，神疲体倦。舌淡苔白，脉弱。

【方义】久病咳喘，耗伤肺气；或脾胃虚弱，气血生化之源不足，均可导致肺气虚弱，肺失充养。宣降失司，肺气不降则咳嗽，气喘。肺气不足，津液不能敷布，聚于肺而成痰，故咳而有痰，痰稀色白说明尚未化热。气短，动则尤盛，语声低怯，自汗，畏风皆为肺气虚弱，卫表不固之见证。神疲体倦，为肺气虚不能推动气血所致。舌淡苔白，脉弱，属肺气不足之征象。

肺俞、膻中、天突：三穴是局部用穴之组合，既可止咳平喘，又能利肺化痰。无论何因导致的咳喘，在局部均可以此组穴为主。肺俞可调理肺脏气机的功能，对于肺脏的虚实疾患均可取用本穴治疗，是治肺病的要穴。膻中为气之会穴，以治气疾为其特点，尤以治疗上部气病见长，故有上气海之称。取膻中穴，意在调理肺脏与宗气气机，理气化痰。天突位于颈胸部位，是肺气通行之要道，有降逆止咳平喘之功效。

中脘、足三里：中脘位于胃脘部，为胃之募穴。足三里为足阳明胃经的合穴，"合治内腑"（《灵枢·邪气脏腑病形》）。二穴合用，为远近配穴之法。脾胃属土，肺属金，土为金之母，取中脘、足三里针用补法，此为"虚则补其母"之应用，即属培土生金法，且能补宗气，利呼吸，健脾化痰，对肺气不足者，无论是用药还是用穴，均应选用补脾胃之法。

气海：《铜人腧穴针灸图经》："脏气虚惫，真气不足，一切气疾久不差。"气海为人身元气汇聚之海，具有补气之功，是治气病之要穴。与膻中穴合为上下气海，二穴同用可助肺脏的宣发与肃降功能。

【临床应用】

1. 咳嗽，气喘，痰稀白　加脾俞、太渊、太白。脾俞有振奋脾阳，运化水湿之功能。太渊为手太阴肺经之原穴，太白为足太阴脾经之原穴。肺为贮痰之器，脾为生痰之源，二穴配用，标本兼治。

2. 哮喘证　加定喘、膏肓以降气平喘。膏肓为治虚劳咳嗽气喘之要穴，《备急千金要方·杂病第七》："膏肓俞无所不治，主羸瘦虚损，梦中失精，上气咳逆，狂惑妄误。"还可加中府、神阙施行拔火罐术。

3. 易感冒，平时可有自汗畏风 去天突穴，灸足三里、关元、气海、"倒三角"以益气固表。倒三角位于下腹部，以患者两口角之间的长度为一边，作等边三角形，将顶角置于脐中心，底边成水平线，两底角处取两穴；再以底边为轴向下翻转180°，脐中顶角落点的倒等边三角形的顶点为第三穴。

【备用方】

1. 中府、膏肓、太渊、足三里。针用补法，或针灸并用。
2. 身柱、定喘、列缺、丰隆。针用平补平泻法，或针灸并用。
3. 头针疗法：额旁一线。快速捻转法。

二、滋肺阴方

【组成】肺俞　膏肓　太渊　太溪

【功能】滋阴润肺。

【操作】针用补法，太溪穴于内踝后的胫后动脉前缘浅刺0.2～0.3寸，微微雀啄，使针感传至足底。或用灸法或拔罐法。日久不愈者可用瘢痕灸法。

【主治】咳嗽，气喘，咯血，肺痨，咽喉隐痛日久不愈，盗汗，口干咽燥，形体消瘦，五心烦热，午后潮热，颧红，干咳无痰或痰少而黏，不易咯出或痰中带血，声音嘶哑。舌红少津，无苔或薄黄苔，脉细数。

【方义】肺为娇脏，喜润恶燥，职司清肃。肺阴不足，虚热内生，以致肺热叶焦，失于清肃。气逆于上故咳嗽，因无痰饮停肺，故咳而无痰或痰少而黏，难以咯出。若虚火灼伤肺络，则见咯血或痰中带血。肺阴不足，咽喉失润，以致咽喉隐痛或声音嘶哑。阴虚阳无所制，虚火内生，故午后潮热，五心烦热。热扰营阴则盗汗。虚火上炎，则两颧发红。舌脉皆为阴虚内热之象。

肺俞：《医宗金鉴·背部主病针灸要穴歌》："肺俞内伤嗽吐红，兼灸肺痿与肺痈、小儿龟背亦堪灸，肺气舒通背自平。"肺俞乃调补肺脏之要穴，有滋阴润肺、宣肺止咳之功。

膏肓：《类经图翼·经络》曰："主治百病，无所不疗，虚羸瘦损，五劳七伤诸病，梦遗失精，上气咳逆，痰火发狂健忘，胎前产后，可灸二七至七七壮。"膏肓是主治诸虚百损、脏腑功能低下的要穴，尤其有理肺补虚，滋补肺阴之效。膏肓与肺俞皆属足太阳膀胱经穴，当久病不愈而表现出身体羸弱的状态时，最适宜取用此二穴施灸。可扶阳固卫，济阴安营，调和全身气血，而获得强壮之功效。在《外台秘要·灸骨蒸方一十七首》中，有关于在本穴运用拔罐法以治疗肺痨的记载："患殗碟等病必瘦……即以墨点上记之，取三指大青竹筒长寸半，一头留节，无节头削令薄似剑，煮此筒子数沸，及热出筒，笼墨点处，按之良久……又煮筒子重角之……数数如此角之，令恶物出尽，乃即除，当目明身轻也。"

太渊：为手太阴肺经之输穴，五行属性为土，乃手太阴肺经（金经）之母穴，虚者补其母，故取之。《针灸甲乙经·五脏传病发寒热第一》云："……数欠，喘不得息……太渊主之。"

太溪：足少阴肾经之原穴。肺、肾的关系为肺主气，司呼吸；肾主纳气，且又有金水相生之五行关系。故肺阴虚者，取太溪穴以滋阴降火，清肺润燥。与太渊穴同用，可增强滋阴润肺的功效。

【临床应用】

1. 咳嗽、气喘甚者　加膻中、天突。以加强宣肺降逆平喘之功。如《扁鹊神应针灸玉龙经·玉龙歌》所云："哮喘一症最难当，夜间无睡气遑遑；天突寻之真穴在，膻中一灸便安康。"

2. 风热燥邪伤肺者　加大椎、合谷以疏风解表、宣肺止咳。

3. 肺痨　加灸"四花穴"。"四花穴"为膈俞、胆俞之组合，灸之可补肺除瘵、止咳平喘，是主治骨蒸潮热，盗汗，咳嗽，哮喘，虚弱羸瘦等慢性虚弱性疾病之要穴。

4. 咯血或痰中带血　加孔最、鱼际、尺泽。孔最、鱼际针用泻法，尺泽针用补法。《针灸甲乙经·五脏传病发寒热第一》曰："唾血，时寒时热，泻鱼际，补尺泽。"若穴位注射鱼腥草注射液等，更可发挥穴位、药物的双重作用。

5. 咽喉隐痛，声音嘶哑，起病缓慢，久病者　加鱼际、三阴交、大椎、廉泉。鱼际、三阴交既有循经远取之意，又有滋肺阴，清虚热之功。大椎与廉泉相配为偶刺法，亦为近部选穴之法。

6. 潮热，盗汗　加复溜、阴郄。复溜为滋阴敛汗之要穴。《针灸甲乙经·五脏传病发寒热第一》曰："……骨寒热无所安，汗出不休，复溜主之。"阴郄为手少阴经之郄穴，能清心火、敛汗液。《针经指南·标幽赋》曰："泻阴郄治盗汗，治小儿骨蒸。"二穴合用重在滋阴、清热、止汗。

【备用方】

1. 鱼际、尺泽、定喘、太溪。针用补法，或平补平泻法。

2. 肾俞、太渊、百劳、孔最。针用补法，或平补平泻法。

3. 耳针法：肺、气管、对屏尖、肾上腺、肾、角窝中、耳背肺。毫针刺法，或耳穴贴压法。

三、宣肺解表方

【组成】肺俞　尺泽　合谷　大椎　背部走罐

【功能】宣通肺卫，解表退热。

【操作】针用泻法，走罐法。

【主治】感冒恶寒发热，或恶风发热，咳嗽气喘，咽喉肿痛，发热恶风寒或但发热不恶寒，有汗或无汗，周身酸楚疼痛。风寒者咳痰稀白，鼻塞流清涕，身痛无汗；舌苔薄白，脉浮紧。风热者则咳痰少而黄，口微渴；舌边尖红，苔薄黄，脉浮数。肺热炽盛者，口渴，咳嗽气粗，或鼻翼扇动，或咽喉肿痛，小便短黄，大便秘结；舌红苔黄，或舌红绛，脉洪数。

【方义】肺居上焦，外合皮毛，与咽喉、气管相连，上通于鼻。《素问·咳论》：

"皮毛者，肺之合也，皮毛先受邪气，邪气以从其合也。"风寒、风热之邪最易袭表犯肺，导致肺的宣发与肃降功能失调，出现恶寒，发热，周身酸楚疼痛，鼻塞流涕，咽喉肿痛，咳嗽等证。风寒袭表者，肺气被束，肺津不布，聚而成痰，则咳痰稀白；鼻为肺之外窍，肺气不宣，则鼻咽不利，表现为鼻塞，流清涕，咽喉痒或疼痛；寒主收引，故风寒外袭者无汗；卫气卫外抗邪、阳气浮于表则发热。苔薄白，脉浮紧均为外感风寒之征。风热犯肺者，风热熏蒸，津气失于敷布，则咳嗽痰少而黄；风热袭表，正邪相争，阳气浮于表而发热；热邪伤津，故有口微渴。舌边尖红，苔薄黄，脉浮数，皆为风热犯肺袭表之象。肺热炽盛者，多为风热之邪入里，或风寒之邪入里化热，热邪蕴结于肺所致。热邪耗气伤津，故口渴，小便短黄，大便秘结。肺热炽盛，肺失清肃，故咳嗽气粗，甚则鼻翼扇动；热邪灼伤咽喉，故咽喉红肿疼痛。舌脉均与邪热内盛相关。

肺俞、尺泽：为局部与远端配合用穴。《针灸甲乙经·五脏传病发寒热第一》曰："肺寒热，呼吸不得卧，咳上气，呕沫，喘，气相追逐，胸满胁膺急，息难，振栗，脉鼓，气膈，胸中有热，支满不嗜食，汗不出，腰脊痛，肺俞主之。"尺泽为手太阴肺经的合穴，且为肺经之子穴，可泄肺热解表。二穴均具有双向调节作用，故对风寒或风热之证均可用之。

合谷、大椎：此二穴为退热解表之对穴。合谷是手阳明经的原穴，大肠与肺相表里，能补能泻，大椎为督脉与诸阳经之会穴，能振奋全身之阳气，抗邪外出，具有疏风散寒、通阳祛邪、退热解表之功。

背部走罐：太阳主表，为一身之藩篱，外邪入侵，首犯太阳，故可在背部的足太阳经所过之处施以走罐，意在疏散风邪、宣肺解表。

【临床应用】

1. 风寒感冒　加风门穴，穴名即指本穴有疏散风邪之功。与肺俞二穴针后加灸，则温阳散寒、宣肺解表之力专。

2. 风热感冒　加少商、鱼际、曲池，针用泻法。少商、鱼际皆为手太阴肺经穴，前者为井穴，后者为荥穴，二穴皆能疏风泄热、宣肺解表。曲池为手阳明大肠经合穴，手阳明经与肺经相表里，故本穴有泄热解表之功。三穴合用意在加强疏风泄热、宣肺解表之功。

3. 咳嗽、哮喘　加天突、膻中、鱼际。天突，可降气化痰，为治咳喘之有效穴。膻中，乃气之会穴，有宽胸理气，止咳平喘之功。鱼际，肺经之荥穴，为清肺热、宣肺气之有效穴。

4. 咽喉肿痛（乳蛾）　加鱼际、少商、商阳。《扁鹊神应针灸玉龙经·玉龙歌》："乳蛾之症更稀奇，急用金针病可医；若还迟延难整治，少商出血始相宜。"少商、商阳分别为手太阴肺经和手阳明大肠经之井穴，为表里经配穴。取之点刺出血，有清泄肺热、消肿止痛之效，为治乳蛾之要穴。鱼际，肺经之荥穴，可清泄肺热。三穴合用，更能泄热消肿止痛。

5. 肺热炽盛　加曲池、尺泽穴。曲池，手阳明经合穴，长于泄热解表；尺泽，肺经之合穴属水，擅宣肺泄热。针用泻法、或穴位注射，可选用复方大青叶注射液或板蓝根注射液，以发挥腧穴、药物双重作用。

【备用方】

1. 风府、曲池、列缺。针用泻法，或平补平泻。
2. 经渠、风门、大椎。针用泻法，或平补平泻。
3. 耳针法：耳尖、肺、扁桃体、肾上腺、神门。毫针刺法，或耳穴贴压法。

四、理肺化痰方

【组成】肺俞　膻中　天突　尺泽　丰隆

【功能】理肺化痰，止咳平喘。

【操作】针用泻法。

【主治】痰多，咳喘，胸闷。痰热互结则咳痰黄稠量多，喉中痰鸣，气喘息粗，甚则鼻翼扇动，或发热口渴，或大便秘结，小便短赤；舌红苔黄腻，脉滑数。寒痰阻肺则痰多色白，易咯出，胸闷，或喉间有哮鸣声，形寒肢冷；舌质淡，苔白腻或白滑，脉濡缓或滑。

【方义】肺主宣发与肃降，肺的宣降功能对于体内津液的输布、运行、排泄有疏通和调节作用。《素问·经脉别论》曰："饮入于胃，游溢精气，上输于脾，脾气散精，上归于肺，通调水道，下输膀胱，水精四布，五经并行。"说明肺在水液代谢平衡中，有着重要的调节作用。若外邪内侵，宣降失调，津液不能布化而为痰，痰邪内阻，停留于肺，故痰多，咳喘。若阻遏于肺，壅塞肺气，则胸闷。痰火互结，随气上逆则咳痰黄稠且量多，或喉中痰鸣。痰热壅盛，气逆上冲，故气喘息粗，甚则鼻翼扇动。热邪散发于外，则发热。热邪伤津，故口渴，大便秘结，小便短赤。舌红脉数为痰热内盛之象。寒痰阻肺，则咳痰清稀，易咯出。痰饮停聚于肺，肺气不利，故胸闷。痰气搏结，壅塞气道，则喉间有哮鸣声。寒凝则阳气被遏，故形寒肢冷。舌苔白腻、脉弦沉之征为寒饮痰浊内停所致。

肺俞：为治疗肺脏各种病证之要穴。

膻中、天突：膻中穴是气之会穴，有宽胸理气、宣肺降逆、行津化痰之功。天突穴为宣肺降逆、止咳平喘的有效穴，擅治肺气壅塞、气逆不降之证。二穴与肺俞前后配伍，则降气宣肺、化痰平喘之效宏。

丰隆：可健脾运湿化痰，为治痰之要穴。

尺泽：与膻中、天突合用，可宣泄肺气、止咳平喘。

【临床应用】

1. 痰热咳喘甚者，兼见高热，鼻翼扇动，呼吸困难　加合谷、大椎，针用泻法，以疏风散热、宣肺平喘。或于背部走罐，肺俞刺络拔罐以泻肺热。

2. 寒痰咳喘，症见咳痰清稀色白，胸闷　加灸脾俞、阴陵泉以温阳健脾、利湿化痰。

【备用方】

1. 阴陵泉、曲池、尺泽、风门。针用泻法，或平补平泻。

2. 中府、关元、足三里、阴陵泉。针用泻法，或平补平泻。

3. 耳穴法：肺、气管、神门、平喘、肾、脾、肾上腺。毫针刺法，或耳穴贴压法。

第三节　脾胃大小肠病证处方

脾胃、大小肠是人体消化系统中的重要脏腑。水谷的吸收与排出均在脾的作用下，通过脾胃、大小肠、三焦、膀胱而实现的。如《素问·六节藏象论》所谓："脾胃、大肠、小肠、三焦、膀胱者，仓廪之本，营之居也。"由此可知，古人已将脾胃大小肠划为一个系统。

脾胃位于中焦，互为表里，经脉相属络。脾在体为肉，开窍于口，其华在唇，主运化水谷、水湿，输布津液，为气血生化之源。胃主受纳，腐熟水谷，为水谷之海。脾胃合称"仓廪之官""后天之本"，但脾主升清，胃主降浊；脾喜燥恶湿，胃喜润恶燥，此为二者不同之处。

足太阴脾经从足大趾末端开始，基本沿下肢内侧前缘，进入腹部，沿胸腹第三侧线，属于脾络于胃，通过膈肌，夹食管旁，连舌本，散布舌下，其分支从胃注心中。

足阳明胃经从鼻开始，通过面到颈前，沿胸腹第二侧线，到达气街，沿下肢外侧前面到达足次指末端，并至足大趾，第三趾端，其颈部支脉从大迎前而下，经颈动脉部，沿喉咙，进入缺盆，通过膈肌、属于胃，终于脾。

到达脾胃的经络分别还有足阳明之脉"络脾"，足阳明经别"散之脾"。足太阴之脉"络胃"，手太阳之脉"抵胃"，足厥阴之脉"夹胃"，手太阴之脉"循胃口"，足阳明经别"属胃"，足太阴络脉"入络肠胃"。

脾胃的主要病理机转是脾的阳气失调。主要表现在脾气虚损，脾阳虚衰及水湿中阻；脾的统血功能是脾的阳气固摄作用的体现。

胃的功能失调，主要是受纳障碍和腐熟水谷功能的异常。主要有胃的阴液枯涸而引起的胃阴虚；过食生冷，或过用寒凉克伐药物，损伤胃之阳气；胃热炽盛，郁而化火，胃火上炎。

小肠为受盛之官，主泌别清浊，是指对营养物质的吸收。大肠为传导之官，主燥化，是指对水分的再吸收与糟粕的排出。

手太阳小肠经从小指外侧末端开始，沿上肢外侧后缘，通过肩关节部和肩胛，交会肩上；支脉上行经颈部，到达耳前。内行主干进入缺盆（锁骨上窝），络于心；沿食管，通过膈肌，到胃，属于小肠。

手阳明大肠经从食指末端起始，沿上肢外侧前缘，到达肩前，上行颈旁，止于鼻旁。其内行主干从肩部下入缺盆，络于肺，通过横膈，属于大肠。

到达大小肠的经络分别还有手少阴之脉"络小肠"，手太阳经别"系小肠"，手太阴之脉"络大肠"，手阳明经别"下走大肠"，手太阴经别"散之大肠"，手太阴经别"散之大肠"。足太阴络脉"入络肠胃"。

大小肠的主要病理机转：大肠的功能失调表现为排便的异常；小肠的功能失调则失

于受盛。脾胃大小肠的病变主要反映在饮食的消化、吸收障碍和水湿停聚，以及气虚下陷或血失统摄所致的内脏下垂，各种出血。诸如胃脘疼痛、腹胀纳呆、便溏或泄泻、便秘等。

一、健脾益气方

【组成】脾俞　胃俞　太白　足三里　气海　运中气穴

【功能】健脾益气。

【操作】针用补法，或针灸并用。

【主治】面色萎黄，腹胀痛，食后胀甚，纳食不化，泄泻，便溏，内脏下垂，出血，肌肉消瘦，口淡无味，甚则头眩，神疲乏力，少气懒言。舌质淡苔白，脉沉弱。

【方义】脾气虚，即中气不足，脾气健运失职，脘腹气滞，皆可引起腹满作胀或疼痛；脾不升清，运化受碍，上可见头目眩晕，中可见脘腹胀闷；脾虚则运化失调，水谷不化，致使小肠清浊不分，混杂而下，并走大肠则便溏，甚则泄泻而完谷不化；脾为后天之本，气血生化之源，脾气虚使水谷精微无以输布全身，以生养脏腑、肌肉，故可见周身疲倦乏力，面色淡白或萎黄之症。中气有使脏器位置恒定的作用，因脾虚，中气下陷，升举之力不足，无力维系脏腑，乃见各脏器下垂之候。脾气虚，不能统血，血不循其道而外溢，或为便血、尿血，或为紫癜，或为崩漏。

脾俞、太白：二穴合用为俞原配穴法，意在补脾益气。

胃俞、足三里：俞合相配，健脾益胃。

气海：此为补气之要穴，取之以温补脾胃。

运中气穴：运中气穴有两组，中气法Ⅰ包括中脘、巨阙、下脘、梁门，中气法Ⅱ包括中脘、不容、太乙，两组腧穴均位于胃的体表投影处，两组可交替使用，以复脾胃升降之用，使气机顺畅，清阳得升、浊阴以降，中气得复。

【临床应用】

1. 胃脘疼痛　加梁丘。该穴为胃经之郄穴，阳经郄穴多主治急性疼痛。现代研究证实，梁丘具有缓解胃痉挛的作用，与足三里同经合用，效果更佳。

2. 泄泻　加天枢、上巨虚。募穴与下合穴相伍，乃是治腑病的常用组合。若伴有脾肾阳虚。每于黎明之前腹部肠鸣隐痛，痛即泄泻者，加肾俞、命门温肾以健脾止泻。

3. 胃下垂　加提托、胃底部阿是穴，上取百会。提托为治疗胃下垂的经外奇穴，阿是穴局部近取有助提托之力。百会为病在下者上取之，配合气海、足三里有补气升提之功。

4. 脱肛　加大肠俞、长强以条达大肠腑气，加灸百会以助气之升提收摄之力。

5. 阴挺（子宫脱垂）　加灸百会、关元、子宫以益气升陷。

6. 呕吐、嗳气、呃逆　加内关、膈俞以和中降逆。

7. 崩漏、便血、紫癜　可加隐白、血海以摄血止血。

8. 带下病　加带脉、白环俞、次髎。带脉是足少阳与带脉的交会穴，配白环俞可益气固摄，次髎是治疗妇科病之常用效穴。

【备选方】

1. 太白、胃俞、气海、膻中。针用补法，或针灸并用。
2. 脾俞、胃俞、足三里、三阴交。针用补法，或针灸并用。

二、理脾化湿方

【组成】脾俞　阴陵泉　中脘　足三里　外关

【功能】温中理脾。

【操作】针用平补平泻法，或针灸并用。

【主治】头重如裹，眩晕，肢体困重，胸闷恶心，腹痛肠鸣，腹部喜温怕冷，四肢欠温，粪便清稀，水谷相杂，口不渴或渴喜热饮。舌苔白腻，脉濡缓。

【方义】本方用于脾虚失运，水湿内聚，水谷不化精微，或津液代谢障碍，气化失司，水湿停滞于内所致病证。湿困脾阳，痰浊阻塞经络，清阳不升，则见头痛昏蒙，胸脘满闷，呕恶痰涎。寒湿之邪客于脾胃，邪滞交阻，气机不和，脾胃肠的运化与传导功能失常，清浊不分，可见大便次数增多，肠鸣腹痛，渴不欲饮之症。脾虚湿滞，或生痰成饮，或水泛肌肤而见水肿。

脾俞、阴陵泉：阴陵泉为脾经之合穴，属水，功擅运化水湿，与脾俞配伍，则健脾利水化湿之功著。

中脘、足三里：中脘为胃之募穴，足三里是胃之下合穴，二穴相配意在理脾胃、助运化，灸之则温中除湿效显。

外关：外关为手少阳三焦经之络穴，取之可通利三焦气机，助脾胃之运化以升清降浊、化湿利水。

【临床应用】

1. 头重昏蒙，肢体困重，纳呆胸闷　加头维、内关，以宽胸理气、通络醒神。

2. 眩晕　加百会、头维、丰隆以升清降浊、醒脑止晕。

3. 泄泻　加天枢、上巨虚以调和肠胃气机、化湿止泻。

4. 痰湿咳嗽　痰湿咳嗽加肺俞、太渊、丰隆以宣肺利气、止咳化痰。

5. 水肿　加三焦俞、肾俞、水分以加强气化与分利水湿功能。

【备选方】

1. 脾俞、三阴交、气海、支沟。针用平补平泻法，或针灸并用。
2. 胃俞、三焦俞、气海、冲阳。针用平补平泻法，或针灸并用。
3. 耳穴：脾、胃、三焦、大肠、小肠、皮质下。毫针刺法，或耳穴贴压法。

三、温胃散寒方

【组成】胃俞　中脘　足三里　关元

【功能】温中和胃，祛寒止痛。

【操作】针用平补平泻，或针灸并用。

【主治】寒邪犯胃者，症见胃痛暴作，呕吐，畏寒喜暖，温熨胃脘部可使痛减，口不渴喜热饮，或伴呃逆，恶寒；苔薄白，脉弦紧。脾胃阳虚者胃痛隐隐，呕吐清水，喜温喜按，纳差神疲，或手足不温，大便溏软；舌质淡，脉虚弱或迟缓。

【方义】胃痛辨证，当分虚实。若寒邪客胃，或过食生冷，或素体中寒，均可导致胃寒；寒主收引而致脉络绌急，故多出现剧烈的胃脘痛，有寒则痛，得温而减。中焦虚寒，气不化津，则口不渴或喜热饮。寒气蕴蓄于胃，胃气失于和降，胃气上冲喉间，故呃声沉缓有力。若过用寒凉克伐药物，损伤胃之阳气，胃虚受寒则可见胃痛隐隐；胃寒，则腐熟水谷的功能明显减退，多见食入不化，纳差神疲；阳虚有寒，阳气不能通达四末则手足不温等。

胃俞、中脘：中脘为胃之募穴，腑之所会，可以健运中州，调理气机。配胃俞，俞募相合，和中益胃。

足三里、关元：足三里为足阳明胃经合穴，"合治内腑"。关元穴属任脉、位居下焦，功擅补益阳气，与足三里合用，灸之可温中散寒、温络止痛。

【临床应用】

1. 兼风寒表证者 加合谷、外关以疏风散寒。

2. 胃痛甚者 加内关、公孙以宽中降气、缓急止痛。公孙为足太阴脾经之络穴，通于冲脉，《标幽赋》云："脾冷胃痛，泻公孙而立愈。"内关穴通阴维脉，可宽利上中焦之气。二穴相配，擅治心胸胃之病证。

3. 呃逆 加膈俞、中魁以降逆止呕。中魁为经外奇穴，乃治呃逆之效穴。

4. 脘胀纳呆 若中焦虚寒而致脾胃失运者，可加脾俞、建里、里内庭。脾俞灸之以健运中阳，针建里、里内庭以增强胃的腐熟水谷功能，从而消食除胀。

5. 便溏 加天枢、关元以温阳散寒、升清降浊。

【备选方】

1. 章门、下脘、冲阳、梁丘。针用平补平泻，或针灸并用。
2. 气海、公孙、内庭、建里、关门。针用平补平泻，或针灸并用。
3. 耳穴：胃、神门、膈、肝、交感、皮质下。毫针刺法，或耳穴贴压法。

四、滋阴养胃方

【组成】胃俞 足三里 三阴交 太溪

【功能】益胃养阴，生津增液。

【操作】针刺用补法，或平补平泻法。

【主治】胃脘隐痛而灼热，嘈杂似饥，不思饮食，面色萎黄或淡白，口干舌燥，或干呕呃逆，大便干燥。舌质光红而干，甚则舌如镜面，脉细弱。

【方义】胃喜润恶燥，以和降为顺。胃阴不足，可生内热。虚热内扰，胃失濡养，故见胃痛隐隐，而有灼热之感。久病不复，消泺阴液，阴虚津少，无以上承，则口干唇燥。阴虚液耗，无以下输，肠道失润而大便干燥。胃纳失权，则嘈杂似饥，饥不欲食。舌脉乃阴虚液耗内热之象。

胃俞、足三里：二穴意在补益脾胃、和中生津。

三阴交、太溪：三阴交为足三阴之交会穴，可健脾养阴，为精血之要穴；肾为元阴元阳居所，太溪为肾经原穴，取之以养阴润燥。二穴相配，可滋胃阴之不足。

【临床应用】

1. 胃痛　胃脘疼痛甚者可加胃经之郄穴梁丘，与足三里配合，加强缓急止痛之功。

2. 吐血　加内庭、气冲以清热凉血、降逆止呕。

3. 泛酸嘈杂、干呕　加劳宫、公孙以清心泄热、降逆止呕。

4. 大便秘结　加照海、支沟、大肠俞以养阴润燥、通调腑气。

【备选方】

1. 脾俞、肾俞、建里、三阴交、照海。针刺用补法，或平补平泻法。

2. 上脘、足三里、太白、曲池、梁丘。针刺用补法，或平补平泻法。

五、清胃泄热方

【组成】中脘　合谷　内庭　天枢

【功能】清胃泻火，和中降逆。

【操作】针用泻法。

【主治】胃脘疼痛灼热，痛势急迫，拒按；消谷善饥，或食入即吐；牙痛口臭，齿龈肿痛或溃烂或出血；便秘，或数日一行，或燥结拒按，伴口干口苦，渴喜冷饮，小便黄。舌红苔黄，脉滑数。

【方义】火热之邪郁扰于胃，胃失和降则胃脘灼痛，痛势急迫而拒按；胃火炽盛，胃的腐熟水谷功能过于亢进，而出现消谷善饥；胃热下移，热结大肠，耗伤津液，腑气不通，故见大便燥结，泻下臭秽；胃火上炎，可导致胃气循经上逆，可见口干口苦，口渴喜冷饮；胃火循经上炎，或为齿痛龈肿，或为衄血。舌红苔黄，脉滑数等皆内热之象。

中脘：中脘为八会穴中的腑会，擅治腑病，又是胃的募穴，泻之可清胃泄热、和中降逆。

合谷：手阳明经原穴，泻之可开闭泄热止痛。

内庭：足阳明经荥穴，此穴为泻胃火，消宿食，化积滞的常用穴。

天枢：足阳明经募穴，泻之可消食导滞，通便止痛，使邪热从大便而去。

【临床应用】

1. 胃脘痛　胃脘灼热疼痛，拒按，可加梁丘、内关以清胃泄热、缓急止痛。

2. 消谷善饥　加胰俞、三阴交以清热养阴。

3. 牙痛、齿龈肿或溃烂　加太阳深刺之。太阳深刺为治疗牙痛的经验效穴。

4. 发热　若胃热炽盛，症见高热，口渴，尿黄，舌红苔黄燥，脉滑数，加曲池、厉兑以清热泻火、通腑泄热。

【备选方】

1. 天枢、下脘、曲池、里内庭。针用泻法，或三棱针点刺出血。

2. 脾俞、上巨虚、合谷、太冲。针用泻法，或三棱针点刺出血。

3. 耳穴：胃、脾、大肠、交感、神门、皮质下。毫针刺法，或耳穴贴压法。

六、消食健胃方

【组成】下脘　足三里　四缝　里内庭

【功能】消食化滞，和中健胃。

【操作】四缝穴用三棱针点刺，其余穴位针用平补平泻，或泻法。

【主治】嗳腐食臭，胃脘疼痛或呕吐，拒按，吐泻后痛减。泄泻，大便臭如败卵。常伴厌食或饮食不节史。苔厚腻而浊，脉滑或沉实。小儿则可见疳积之证。

【方义】饮食失节，积滞中阻，胃失和降，肠腑阻滞不通，致使脾胃运化失常，清浊升降失司。故见脘腹疼痛及诸消化不良之症。而厌食、嗳气、吐泻、秽臭，吐泻后痛减则是宿食积滞，饮食不节的诊断关键。

下脘：下脘为局部近取，通经止痛。

里内庭：经外奇穴，在足底2、3趾间，与内庭穴相对，是消食导滞的常用经验穴。

四缝：为经外奇穴，消宿食化积滞的专用穴。四缝穴原用于小儿，现成人用之亦佳。

足三里：足阳明胃经之下合穴，对脾胃消化系统疾病有特殊的双向良性调节作用，在此用平补平泻法可健脾胃，通腑导滞以治其本。

【临床应用】

1. 胃脘疼痛或呕吐，拒按　加内关、中脘以宽胸理气，和胃降逆止痛。

2. 泄泻　加上巨虚、下巨虚，委中（点刺出血）。上巨虚为大肠经之下合穴，下巨虚为小肠经之下合穴，二穴具有涩肠止泄之功能。委中点刺出血为治疗急性泄泻的经验效穴。

3. 小儿疳积　加捏脊法，或用梅花针叩刺法或割治鱼际穴法，对小儿疳积均有较好疗效。

【备选方】

1. 中脘、璇玑、里内庭。针用平补平泻，或泻法。

2. 天枢、上巨虚、中脘、合谷。针用平补平泻，或泻法。

3. 耳针法：胃、小肠、大肠、皮质下、脾、胰胆、内分泌。毫针刺法，或耳穴贴压法。

七、通便导滞方

【组成】天枢　左五枢　左维道　支沟　丰隆

【功能】通腑导滞。

【操作】针用平补平泻法，或泻法。

【主治】大便秘结不通，或排便困难，腹部痞满不适。

【方义】大肠为传导之官，以通为顺。若情志不畅、忧思过度，或胃肠积热，或脾失健运，或肾气不足、气化无力，或血虚肠失滋润，均可导致大肠气机不利、传导失司，而见大便秘结，或排便困难，腹部痞满。

天枢、左五枢、左维道：局部近取法，意在通调胃肠腑气以升清降浊。

支沟、丰隆：便秘之常用对穴，通三焦气机，调理胃肠腑气。

【临床应用】

1. 若口臭口干，喜冷饮，舌红苔黄，脉滑数　加内庭、合谷以清热通便。

2. 若欲便不能，腹胀嗳气、胸胁痞满，舌苔薄腻，脉弦者　加太冲、内关以疏通气机、导滞通便。

3. 久病体虚，津液不足，血少津亏，症见大便秘结或干燥不通，数日不行，面色无华，头晕目眩，唇舌色淡，脉细者　加脾俞、三阴交、照海以健脾补血、养阴通便。

4. 脾胃气虚，大肠传导无力，虽有便意，临厕努挣乏力，便后神疲气怯，汗出气短，面色㿠白，舌淡苔白，脉弱者　加关元、足三里、胃俞以健运脾胃、益气通便。

5. 老年大便艰涩，排出困难，四肢不温，小便清长，或腹中冷痛，喜热怕凉，舌淡苔薄白，脉沉迟　加灸肾俞、气海、足三里以温阳通便。

【备选方】

1. 合谷、曲池、腹结、上巨虚。针用平补平泻法。
2. 中脘、阳陵泉、气海、行间。针用平补平泻法。
3. 耳针法：直肠下段、大肠、三焦、皮质下、交感。毫针刺法，或耳穴贴压法。

第四节　肝胆病证处方

肝胆位于右胁，胆居肝下，附于肝，肝与胆互为表里。肝的主要生理功能是主疏泄，即指肝具有保持人体全身气机疏通畅达，通而不滞，散而不郁的作用；亦反映了肝主升、主动、主散的生理特点。其表现在调畅全身气机、促进脾胃运化水谷，推动气血和津液的运行输布，疏调胆汁的排泄。又主藏血，具有贮藏血液，调节血量的功能。在体为筋，在志为怒，开窍于目。

胆为中精之府，主要生理功能是贮藏与排泄胆汁，以促进脾胃对饮食的消化与吸收。胆又为中正之官，主决断，与情志活动有一定联系。

肝经起于足大趾外侧，循于下肢内侧，上行环绕阴器，布胁肋，属肝络胆、夹胃、上注肺，循喉咙之后上入颃颡，环唇内，连目系，至颠顶，结于玉英；其经筋结于阴器，络诸筋。

胆经起于目外眦，绕行头颞侧，入耳中，属胆络肝，循胁肋，绕毛际，循下肢外侧，经外踝前至足四趾外侧端。其经别贯心上夹咽；其经筋系于膺乳，结于目外眦，为目外维。

足厥阴经属肝、足少阳经络肝，足少阴经上贯肝；足少阳经属胆，足厥阴经络胆。

肝病的病机可概括为虚实两类。实证多由情志所伤，致肝失疏泄，气机郁结，气郁化火，气火上逆；火劫肝阴，阴不制阳，肝阳上亢；阳亢失制，肝阳化风。或因寒、火、湿热之邪内犯而致。虚证多由久病失养，或由其他脏腑病变所累，或失血所致，多表现肝阴、肝血不足之候。胆的病证多表现为胆郁痰扰证及肝胆并见的肝胆湿热证。

根据肝、胆的生理、病理特性，肝病的常见症有精神抑郁，急躁易怒，胸胁少腹胀痛，眩晕，肢体震颤，手足抽搐，目赤，目干涩，夜盲，月经不调，乳房胀痛，睾丸疼痛等症状；胆病多见黄疸、惊悸，胆怯及消化功能异常等症。

一、养血柔肝方

【组成】肝俞　太冲　太溪　三阴交　足三里

【功能】滋阴、养血、柔肝。

【操作】针用补法。

【主治】头晕目眩，两目干涩，视物模糊，胁肋隐痛，或头摇，肢体麻木，四肢震颤，关节拘急不利，面肌痉挛，失眠多梦，妇女月经量少或经闭。偏重血虚者，面色淡白无华或萎黄，舌淡，脉细弱；偏重阴虚者，潮热盗汗或面部烘热，口干咽燥，五心烦热。舌红少津，脉弦细而数。

【方义】肝主藏血，开窍于目；肝经布胁肋，系目系，环唇内，上于颠。肝之阴血不足，至经脉或肝脏失养，则见胁肋隐痛；脑窍失养，或阴（血）不敛阳，肝阳上扰，故见头晕目眩，两目干涩，视物模糊。肝主筋，主风，主动，肝血不足，筋脉失养，或阴虚风动，则见肢体麻木，震颤或头摇，关节拘急不利，肌肉痉挛。女子以血为本，肝为女子先天，肝之阴血亏虚，故见月经病。余症皆为肝之阴血亏虚之见症。

肝俞、太冲：二穴分别为肝之背俞穴和肝经之原穴，俞原配穴，补之可补肝阴、养血柔筋。

足三里、三阴交：脾胃为后天之本，气血生化之源，取之意在健运脾胃以生血以养肝柔肝。

太溪：为肾之原穴，补之以益肾填精，此为"滋水涵木"之用。

【临床应用】

1. 眩晕　加四神聪透百会、风池、神庭以疏通脑络、促使精血上达于头。

2. 头摇震颤、面肌痉挛　加合谷、水沟。合谷可疏利头面之脉络，水沟可镇静止痉。

3. 胁痛　加支沟、阳陵泉以疏利肝胆之气机，而缓筋通络止痛。

4. 月经量少、经闭　加子宫、归来、次髎。子宫穴为治疗胞宫疾病之验穴，与次髎合用，具有调冲任、通经血的作用，此三穴常用于治疗妇科月经病。

5. 双目干涩、视物模糊　加风池、目窗透头临泣、睛明以疏风明目；去太冲加行间以清肝明目。

6. 失眠多梦　加神门、心俞以养心安神。

【备选方】

1. 肝俞、肾俞、曲泉、太溪、三阴交。针用补法。

2. 肝俞、肾俞、血海、阳陵泉、膈俞。针用补法。

二、疏肝理气方

【组成】 期门　太冲　阳陵泉　内关

【功能】 疏肝，理气，解郁。

【操作】 针用泻法，或平补平泻法。

【主治】 胸胁或少腹胀满，善太息；妇女则见痛经，月经不调，甚则闭经，乳房胀痛，病情轻重与情志变化密切相关。舌苔薄白，脉弦或涩。

【方义】 足厥阴肝经布胸胁，又交会任脉于中极、关元；互为表里的足少阳胆经之经筋系于膺乳。肝主疏泄、喜条达、恶抑郁。肝失疏泄，气机郁滞，经脉不利，则胸胁或少腹胀满窜痛，情志抑郁，善太息。女子以血为本，肝郁气滞，血行不畅，气血失和，损伤冲任，则见乳房作胀或痛，乳少，痛经，月经不调。苔白，脉弦为肝气郁滞之象。

期门：期门为肝之募穴且位于胁肋，有调肝活血、疏利胁肋之功。

太冲：为肝经之输穴、原穴，有疏肝、行气、开郁之功。

阳陵泉：为胆之下合穴，又是筋之会穴，有疏泄肝胆，舒经通络，理气止痛之功。

内关：属足厥阴肝经的同名经手厥阴经之穴，有宽胸理气解郁之功。

【临床应用】

1. 胁痛　加支沟、大包以疏利胸胁、通络止痛。

2. 瘿瘤、瘰疬　加阿是穴，瘰疬用火针点刺，瘿瘤多用毫针围刺法以祛瘀散结。

3. 乳癖　加丰隆、膻中以化痰行气，宽胸散结。

4. 月经不调　加三阴交、次髎、归来、血海以调冲任、行气血。

5. 痛经　加次髎、子宫、地机以通经止痛。

6. 乳少　加少泽、膻中、乳根以调气宽胸、通络催乳。

【备选方】

1. 支沟、期门、阳陵泉、太冲、足临泣。针用泻法。

2. 肝俞、期门、太冲、阳陵泉。针用泻法。

三、清肝泄热方

【组成】 期门　行间　侠溪　风池　神门

【功能】 清泻肝火。

【操作】 针用泻法。

【主治】 头晕胀痛，或头晕目眩，面红目赤，口苦咽干，急躁易怒，耳鸣如潮，甚则突发耳聋，不寐或胁肋灼痛，或吐血，衄血，大便秘结，小便短黄。舌红，苔黄，脉弦数。

【方义】 肝经从足走腹，布胸胁，联目系，至颠顶，肝脏体阴而用阳，喜条达而恶抑郁，病变多为实证。肝郁化火，或因火热之邪内侵，或它脏之火累及于肝，致肝火炽盛，火热之邪循经上攻头目，故头晕胀痛，面红目赤；肝失条达柔和之性，则胁下灼痛，急躁易怒；肝火上扰心神，则见不寐或噩梦纷纭；肝火移胆，胆热循经上冲，故见耳聋耳鸣；热迫胆气上溢，则口苦；火热灼津，故口干，大便秘结，小便短黄；火热迫血妄行，伤及血络，则见吐血、衄血。余症均为肝经实火内炽之象。

期门、行间：期门为肝之募穴，行间为肝经之荥穴，二穴相配，以清泻肝火。

侠溪、风池：侠溪为胆经之荥穴，可清利肝胆之热；风池则可疏肝散热、清利头目。

神门：为心经之原穴，可清肝泄热、安神除烦。

【临床应用】

1. 目赤肿痛 加合谷、睛明以泄热消肿、通络止痛。

2. 耳鸣如潮，或暴聋 加翳风、听会、中渚，以增强泄热通窍之功效。

3. 鼻衄 加上星、印堂以加强泄热止血之功。

4. 吐血 加足三里、三阴交、血海以增清热和胃降逆止血之效。

5. 咳血 加肺俞、鱼际、劳宫以清心肺、和络止血。

6. 大便秘结 加天枢、支沟、上巨虚以通利大肠腑气。

7. 胁肋灼痛 加肝俞、中庭以泻肝胆之郁火。

【备选方】

1. 期门、太冲、侠溪、阳陵泉。针用泻法。
2. 风池、行间、百会、悬颅、侠溪。针用泻法。

四、平肝息风方

【组成】肝俞 太冲 风池 阳陵泉 涌泉 百会

【功能】平肝息风。

【操作】针用泻法。

【主治】眩晕欲仆，头摇，头痛，肢体震颤，项强，语言謇涩，手足麻木，步履不正；甚者突然昏倒，不省人事，口眼歪斜，半身不遂，舌强不语。舌质红、苔白或腻，脉弦细有力。

【方义】肝为风木之脏，有主升、动、散的生理特点，阴阳失调则易动风；肝经上颠顶，故《素问·至真要大论》谓："诸风掉眩，皆属于肝。"肝风内动，风阳上扰，则目眩欲仆，头摇；气血随风上逆，壅滞脉络，故见头痛；肝主筋，风动筋脉挛急，则项强，肢体震颤；肝经循颃颡，系目系，环唇内，风阳窜扰脉络，则语言謇涩，口眼歪斜；肝阳亢盛则阴亏，筋脉失养则手足麻木，阳亢于上而上实下虚，则行走飘浮步履不正。舌红、脉弦为阴虚阳亢之征。若风阳暴升，肝风夹痰蒙蔽清窍，则见突然昏倒，不省人事，喉中痰鸣；风痰窜扰经络，经气不利，则见口眼歪斜，半身不遂，语言謇涩，舌强不语。

肝俞、太冲：二穴俞原相伍，泻之可平肝息风。

风池、阳陵泉：二穴皆为胆经之穴，泻之息风止痉。

涌泉：为足少阴肾经之井穴，属木。取之可潜降肝阳。

百会：百会为督脉穴，肝经与之交会，具祛风醒脑开窍之功，善治头风头痛。

【临床应用】

1. 头痛、眩晕　加悬颅、颔厌、侠溪以通经活络、疏风止痛。

2. 舌强语謇、口舌歪斜　加水沟、廉泉、金津、玉液以疏通经络。

3. 风中经络之半身不遂　加曲池、合谷、环跳、风市以通经活络。

4. 突然昏倒，不省人事，两目直视，面红目赤，手足抽搐，口噤，握拳，舌红苔黄，脉弦数者　去肝俞加水沟、十宣、内关，以开窍醒神，平肝息风。

5. 暴盲，伴手足麻木，头晕耳鸣，烦躁易怒，舌红脉弦者　加睛明，瞳子髎、光明以通络明目。

6. 高热，抽搐者　加大椎、行间、筋缩，以清热息风止痉。

【备选方】

1. 百会、风池、悬颅、侠溪、行间。针用泻法。

2. 风池、肝俞、肾俞、太溪、三阴交、太冲。针用泻法。

3. 风府、风池、足三里、太冲、百会、内关。针用泻法。

五、暖肝散寒方

【组成】大敦　太冲　三阴交　关元　合谷

【功能】暖肝散寒。

【操作】针用平补平泻法，针灸并用。

【主治】少腹冷痛，阴部坠胀作痛，或阴囊收缩引痛，或疝气，或见颠顶冷痛，形寒肢冷，得温则减，遇寒加重。舌淡、苔白润，脉象沉紧或弦紧。

【方义】足厥阴肝经循下肢内侧上行，绕阴器，循少腹，交会于中极、关元。经胁肋至颠顶。寒性收引凝滞，寒袭肝经，则阳气被遏，气血运行不畅，经脉挛急，不通则痛，故见少腹冷痛，牵引睾丸坠胀冷痛，或见胁肋、颠顶冷痛；寒为阴邪，阻遏阳气，阳气不布则见形寒肢冷；寒则气血凝滞，故疼痛遇寒加剧，而得热痛减。余症均为寒盛之象。

大敦、太冲：两穴同属肝经，大敦为治疝之常用穴。取之以疏肝理气，散寒止痛。

关元：为任脉与足三阴经交会穴，灸之可培补元阳、温经散寒。

合谷、三阴交：阳明为多气多血之经，合谷穴属阳明大肠经，善调气血。三阴交为足三阴之交会穴，和血调阴，两穴配伍，则通调气血之功著。

【临床应用】

1. 小腹冷痛、坠胀或阴囊收缩引痛或疝气　加外陵、归来、次髎以疏通局部经气。若疝气可于大敦施灸。《千金方》载："大敦主卒疝暴痛，阴跳上入腹，寒疝……灸刺立已，左取右，右取右。"

2. 痛经　加灸子宫、次髎以温经通络止痛。

3. 闭经或经迟　加归来、中极以通调冲任。

4. 颠顶冷痛　加至阴、四神聪透百会，至阴乃上病下取，为治头顶痛常用穴，四神聪为局部配穴，取其局部治疗作用。

5. 胁肋冷痛　加支沟、外丘以疏调肝胆气机。

【备选方】

1. 太冲、关元、肾俞、肝俞。针用平补平泻，针灸并用。
2. 大敦、归来、关元、足三里、三阴交。针用平补平泻，针灸并用。

六、清胆化痰方

【组成】阳陵泉　侠溪　太冲　内关　丰隆　中脘

【功能】清胆化痰，解郁除烦。

【操作】针用泻法，或平补平泻法。

【主治】头晕目眩，恶心呕吐，失眠多梦，烦躁不安，胆怯易惊，惊悸不宁，胸胁脘腹闷胀，善太息，口苦。舌红，苔黄腻，脉弦数或弦滑数。

【方义】胆为清净之府，主决断，抑郁不舒，则气郁化火，灼津为痰，痰热互结，内扰心胆，致胆气不宁，心神不安，故见胆怯易惊，惊悸不宁，失眠多梦；胆失疏泄，痰阻气机，枢机不利，故胸胁脘腹闷胀，善太息；胆脉络头目，痰热循经上犯，故见头晕目眩；胆热犯胃，胃失和降，胃气上逆，则见恶心呕吐；热迫胆气上溢，则口苦；舌红、苔黄腻，脉弦滑数，皆为痰热内郁之征。

阳陵泉、侠溪：阳陵泉为胆之下合穴，侠溪为胆经之荥穴。二穴同用，可清泻胆腑之热。

太冲、内关：同为厥阴经之穴，太冲善清利肝胆之湿热，内关善宽胸理气，宁心安神。二穴相伍，疏肝清热、除烦安神。

中脘、丰隆：中脘为胃之募穴，善调脾胃中焦，丰隆为胃经之络穴，为化痰之要穴，二穴合用，意在理脾胃、化痰浊。

【临床应用】

1. 头晕目眩　加风池、四神聪以疏风通络。

2. 恶心呕吐　加足三里、公孙，以和胃降逆止呕。

3. 失眠多梦　加神门以养心安神。

4. 心悸、怔忡　加通里、心俞、巨阙、丘墟透照海，通里为心经之络穴，可宁心通络、安神定悸；心俞配巨阙为俞募配穴，重在调补心气以定悸；丘墟透照海为治疗此症经验效穴。

5. 癫病　加水沟、后溪以通调督脉，醒脑开窍、调神定志。

6. 郁证　加神门、支沟以调畅气机、醒脑开窍。

【备选方】

1. 外关、丘墟、侠溪、三焦俞、丰隆、膻中。针用泻法。
2. 神门、合谷、太冲、胆俞、肝俞、三阴交、丰隆。针用泻法。

七、清利肝胆湿热方

【组成】太冲　丘墟　阳陵泉　足三里　阴陵泉　中极

【功能】清利肝胆湿热。

【操作】针刺用泻法，平补平泻法。

【主治】胸胁满闷，胀痛不舒，目黄、身黄，厌食腹胀，口苦泛呕，大便不调，小便赤黄；或阴部潮湿瘙痒，男子睾丸肿胀热痛，女子带下色黄秽臭。舌红，苔黄腻，脉弦数或浮滑数。

【方义】肝胆湿热多因感受湿热之邪，或脾胃运化失常，湿热内生，致湿热蕴阻肝胆，疏泄失职，气机不畅，且肝胆经脉布于胸胁，故胸胁满闷，胀痛不舒；湿热郁阻，胆汁不循常道而溢于肌肤，则目黄、身黄；随水湿下注而见尿黄；胆气上溢，则口苦；湿热郁肝胆，木旺乘土，脾胃升降纳运失司，则见腹胀厌食，泛呕，大便失调；湿热循经下注，则见阴部瘙痒，女子带下色黄秽臭。舌红、苔黄腻、脉弦数或滑数皆为湿热内蕴之象。

太冲、丘墟：分别为肝、胆经之原穴，泻之以清利肝胆之湿热。

阳陵泉：为胆腑之下合穴，功善清利胆腑。

阴陵泉、足三里：分别为脾经、胃经之合穴，取之以健运脾胃、利水化湿。

中极：为膀胱之募穴，以利膀胱气机，使湿热之邪从小便而出。

【临床应用】

1. 胸胁满闷，胀痛不舒，厌食腹胀，口苦泛呕 加内关透外关、中脘、支沟、阳辅以宽胸理气，疏肝利胆，清热化湿。

2. 目黄、身黄、黄疸 加至阳、腕骨、肝俞、胆俞。至阳与腕骨为退黄经验穴，《玉龙歌》谓："至阳亦治黄疸病。"《通玄指要赋》谓："固知腕骨祛黄。"肝俞、胆俞疏肝利胆退黄。

3. 阴部瘙痒，阴部湿疹 加蠡沟、百虫窝以清热利湿止痒。

4. 带下黄臭 加带脉、蠡沟、三阴交以疏肝清热，利湿止带。

5. 缠腰火丹 加大椎、曲池、相应节段夹脊穴、局部刺络拔罐，亦可于病灶部施棉花灸。大椎、曲池为清热要穴；相应节段夹脊穴针刺朝向椎体横突方向，行提插捻转手法，以有针感到达病位局部为佳，以通络止痛；加局部刺络拔罐，以泄热解毒止痛，棉花灸为治此症之经验特效法。

6. 胆囊炎 加胆俞、胆囊穴以疏肝利胆，理气止痛。

【备选方】

1. 肝俞、行间、丘墟、阳辅、膀胱俞、三阴交、膈俞、足三里。针用泻法，或平补平泻。

2. 肝俞、阳陵泉、阴陵泉、内庭、太冲。针刺泻法，或平补平泻。

3. 期门、内关、支沟、阳陵泉、丘墟、行间。针用泻法。

4. 膈俞、胆俞、日月、阳陵泉、中脘、内关、公孙。针用泻法。

第五节　肾与膀胱病证处方

肾位于腰部，左右各一。肾藏精，主人体生长发育与生殖；在志为恐，在体为骨，主骨生髓，精髓充盈则志强而骨坚，故能为"作强之官"而出技巧；齿为骨之余，肾精充足，则牙齿坚固；因脑为髓海，故又上充于脑；其华在发，开窍于耳，司二阴，主水，主纳气，为封藏之本；肾为水火之宅，内藏元阴元阳，肾阴能濡养各脏腑之阴，肾阳温煦各脏腑之阳。在脏腑学说中肾占有极为重要的地位，为五脏之本，生命之源，故称"肾为先天之本"。

膀胱位于小腹，为州都之官，与肾相表里共司气化，贮藏津液，排泄小便。

足少阴肾经起于足小趾之下，斜行走向足底心，过舟骨粗隆下，沿内踝之后上行，并分出一支进入足跟中。从内踝之后上行的主干，经下肢内侧后缘，向上穿行脊柱，入内连属于肾，络于膀胱。其直行的主干从肾向上通过肝、膈，进入肺中，沿着喉咙，夹舌根部。从肺分出一分支，络于心，注于胸中，交手厥阴心包经。

足太阳膀胱经起于目内眦，上行额部，交会于颠顶，从颠顶入里络脑，回出分开下行项后，沿着肩胛部内侧，夹着脊柱，到达腰部，从脊旁筋肉进入体腔，络于肾，属于膀胱。支脉向下通过臀部，沿下肢外侧后缘下行，至小趾外侧端，与足少阴肾经相接。

足少阴肾经"属肾，络膀胱"，足太阳膀胱经"络肾，属膀胱"，此二条经脉相互络属于肾与膀胱，故构成互为表里的关系。此外，到达肾与膀胱的经络还有足少阴经别"上至肾"，足太阳经别"属于膀胱，散之肾"。

肾的主要病理机转是肾阳虚，肾阴虚或是肾阴肾阳俱不足的肾气虚。

膀胱的主要病理机转是膀胱气虚不固和膀胱气化不利。

肾的病变反应在生长发育、生殖机能障碍，水液的输布失常，二便失调，呼吸功能不足，听力减退，以及脑、髓、骨、发的不足等。可见腰膝酸软隐痛，足冷，耳鸣，耳聋，健忘，发白早脱，齿牙动摇，性欲减退，阳痿遗精，精少不育，妇女经少、经闭，以及水肿、二便异常。

膀胱的病变多有排尿异常和尿液改变，可见尿频、尿急、尿痛、尿闭及遗尿、小便失禁等。

由于肾与膀胱相表里，故肾病又常常影响膀胱的气化功能。但是、一般而言，肾病证候以虚为多见，而膀胱病则可见或虚或实之证。

一、温补肾阳方

【组成】肾俞　命门　气海　关元

【功能】补肾壮阳。

【操作】针用补法，或针灸并用，多灸为宜。

【主治】腰膝酸软而痛，畏寒肢冷，尤以下肢为甚；小便清长或夜尿频多，遗尿，尿失禁，或尿少，小便不利，癃闭；大便溏薄，下利清谷；周身浮肿，下肢尤甚，甚则按之如泥，陷而不起；遗精，阳痿，早泄，精冷，男子不育；女子宫寒不孕，性冷淡，月经不调，经闭，崩漏，痛经；筋骨疼痛，骨脆易折；伴面色㿠白或黧黑，头昏耳鸣，神疲乏力。舌淡，或舌质淡胖，苔白滑，脉沉弱或沉迟无力，尺脉尤甚。

【方义】肾阳乃全身阳气之根本，故又称元阳、真阳。全身各个脏腑、组织、器官均依赖肾阳的温煦。肾阳不足，又称命门火衰，多因禀赋不足，或年高肾亏，或久病及肾、房劳过度等损耗肾阳所致。腰为肾之府，而肾主骨生髓，充脑，开窍于耳，故肾阳不足时，可见腰膝酸冷疼痛，骨痛易折，头昏耳鸣；肾主生殖，封藏精液，司二阴，主水，肾阳虚衰则见男女不育不孕，性事衰减，二便异常，水肿；舌脉皆为肾阳不足之象。

肾俞：乃阴阳俱补之穴，针用补法，或加温灸，可以振奋肾之元气，培元固本，益肾助阳。

命门：此为脏腑之本，生命之源，男子藏精，女子系胞之处，且督脉为阳脉之海，其支者贯脊络肾，针灸并用，以灸为主，能温肾助阳，鼓动命门真火。

气海、关元：气海为元气汇聚之海；关元乃元气出入之要道，为任脉与足三阴经的交会穴，《类经图翼》谓关元"乃男子藏精，女子蓄血之处"。取此二穴，可益真元之不足，补脏腑之虚损。

【临床应用】

1. 遗精，早泄　加净府五穴、中极、太冲、三阴交、大赫、志室。净府五穴（组成操作见小腹部病证）是治疗泌尿生殖器疾病的一组经验穴；中极与关元均为任脉与足三阴经的交会穴，是治疗泌尿生殖系统疾病的主穴；志室别名精宫，《医宗金鉴·灸遗精穴歌》云："精宫十四椎之下，各开三寸足其乡，左右二穴灸七壮，夜梦遗精效非常。"即单用此穴治遗精；三阴交为精血之穴，故取之。

2. 阳痿　加净府五穴、中极、三阴交、腰阳关。净府五穴（组成操作见小腹部病证）是治疗泌尿生殖器疾病的一组经验穴；任脉下出于会阴，上行于毛际小腹，与宗筋相贯通，故取中极以强壮宗筋。灸腰阳关，能温补命火，强壮督脉。三阴交可填补肾精，于阴中求阳。诸穴合用，则作强之功得复。

3. 女子宫寒不孕，性冷淡，月经不调，经闭，崩漏，痛经　加胞宫七穴、次髎、归来。胞宫七穴（组成操作见小腹部病证）为治疗胞宫冲任病的一组经验穴；次髎为治疗盆腔疾患之要穴，与子宫穴同用属前后配穴法，是治疗各种妇科病的一组常用局部对穴。归来一穴，《针灸甲乙经》云："主女子阴中寒。"《铜人腧穴针灸图经》曰："治妇人血脏积冷。"故为治疗寒凝胞宫之要穴。

4. 小便清长或夜尿频多，遗尿，尿失禁，或尿少，小便不利，癃闭　加净府五穴、中极、三阴交、百会以通阳化气利水。净府五穴（组成操作见小腹部病证）是治疗泌尿生殖器疾病的一组经验穴，可调节膀胱疏利气化功能。若由前列腺肥大所致者，还可加取秩边透水道，秩边透水道为治疗老年性前列腺肥大引起的尿闭、尿失禁的经验穴。

5. 周身浮肿，下肢尤甚，甚则按之如泥，陷而不起　加脾俞、阴陵泉、水分以健脾利水消肿。其中，阴陵泉与水分是利水消肿常用对穴。

6. 筋骨疼痛，骨脆易折，腰膝酸软而痛，畏寒肢冷　加大杼、绝骨、肝俞、阳陵泉以养肝柔筋、填髓壮骨。

7. 久病耳鸣，耳中如蝉鸣，时作时止，或昼夜不息，以夜为重，劳累则加剧，按之鸣声减弱，听力逐渐减退　加翳风、听会以疏通耳部经络，使精气上输于耳，以达止鸣复聪之效。

8. 大便溏薄，下利清谷　加天枢、公孙以运脾化湿、升清降浊。

【备选方】

1. 太溪、大赫、气海、关元、命门、腰阳关。针用补法，或针灸并用。

2. 大赫、命门、足三里、气海。针用补法。

3. 耳穴：内生殖器、外生殖器、肾、缘中、皮质下。毫针刺法，或耳穴贴压法。

二、补肾益气方

【组成】肾俞　志室　气海　三阴交　关元　足三里

【功能】补肾益气。

【操作】针用补法，或针灸并用。

【主治】腰脊酸软，下肢无力，不耐久劳，劳则加甚；小便频数而清，或尿后余沥不尽，或遗尿，尿失禁，或夜尿频多；男子遗精，滑精，早泄，阳痿，不育；女子带下清稀绵多，胎动易下，或月经少，闭经，不孕；小儿五迟，五软；老年性痴呆；头晕耳鸣，或听力减退，神疲自汗，语声低怯；短气喘促，呼多吸少，动则喘甚。舌质淡，苔薄白，脉象沉弱尺部尤甚。

【方义】肾气乃人身诸气之根，肾气由肾精而化，肾精受之于先天，并有赖于后天之精不断充养，肾中精气是机体生命活动之本。若上述症状而无明显的寒象或热象者，一般常称为肾气虚弱。多由于先天不足，或后天失养，或久病耗损所导致。《素问·上古天真论》说："女子七岁肾气盛，齿更发长；二七而天癸至，任脉通，太冲脉盛，月事以时下，故有子；三七肾气平均，故真牙生而长极……丈夫八岁肾气实，发长齿更；二八肾气盛，天癸至，精气溢泻，阴阳和，故能有子；三八肾气平均，筋骨劲强，故真牙生而长极……五八肾气衰，发堕齿槁……七八肝气衰，筋不能动，天癸竭，精少，肾脏衰，形体皆极；八八则齿发去……五脏皆衰，筋骨解堕，天癸尽矣。故发鬓白，身体重，行步不正，而无子耳。"又说："有其年已老而有子者，何也？……此其天寿过度，气脉常通，而肾气有余也。"这里充分说明了肾的精气在人体生长、发育及生殖等方面的决定性作用。所以，肾气亏损，封藏失司，可以引起腰、骨失养，膀胱失约，男子精关不固，精易外泄，女子带失固约，冲任失养，胎元不固，小儿发育迟缓，老年痴呆等病证。如影响到纳气功能，可见动则气喘等症。

肾俞、志室：取本脏之背俞穴肾俞，补而灸之，以补益肾气，培元固本。志室乃藏精之所，针用补法，复加艾灸，可收固肾涩精之功。

关元、气海：关元为元气之关隘，元阴元阳交关之所，温补重灸，可壮元固肾。气海为人身生气之海，温补重灸，能益气补肾。二穴皆可治疗肾气不固，下元亏损。

足三里、三阴交：此二穴分属脾胃二经，胃经合穴足三里乃强壮要穴，善治诸虚之疾；三阴交为脾肾肝三经之会穴，乃精血之穴。脾胃为后天之本，取之意在调理脾胃，使后天之水谷精微充养先天，则肾精肾气充实，下元固摄封藏。

【临床应用】

1. 腰脊酸痛，下肢酸软无力，喜按喜揉，不耐久劳，劳则加甚　加阿是穴、腰阳关、大肠俞、委中，以疏通经气、强腰健肾。

2. 小便频数而清，或尿后余沥不尽，或遗尿，尿失禁，或夜尿频多 加净府五穴（组成操作见小腹部病证）、膀胱俞、中极、复溜。摄纳肾气，固摄膀胱，疏通下焦气机，益气以固下元，则水道开阖有度，膀胱气化趋常。

3. 遗精，滑精，早泄，阳痿 加净府五穴（组成操作见小腹部病证）、大赫、神门。大赫为治疗精液遗滑的要穴之一，神门为安神的要穴，心藏神，肾藏志，心肾交通，则固肾摄精之功益壮。

4. 经少，闭经，不孕 加归来、次髎、中极、胞宫七穴（组成操作见小腹部病证）以充养冲任以调血海。

5. 小儿五迟，五软 加神阙、百会。神阙为元神之宫阙，本穴在脐，脐为先天之结蒂，《道藏》又称："脐为后天之气舍。"故神阙为养生保健的要穴，灸之有扶正补虚，温补元气的功效。肾主骨生髓，通于脑，《医学衷中参西录》说："脑为髓海，乃聚髓之处，非生髓处。究其本质，实由肾中真阴真阳之气，酝酿化合而成。缘督脉上升而贯注于脑。"百会为手足三阳经与督脉之会，《道藏》曰："天脑者，一身之宗，百神之会。"因此，百会既可引肾精上充髓海而养益元神，又可疏通脑络而醒神开窍。

6. 老年性痴呆 加四神聪、神庭、丰隆、四关以益智醒神、化痰通络。

7. 短气喘促，呼多吸少，动则喘甚 加肺俞、膏肓俞以补肺降气。

【备选方】

1. 志室、命门、筑宾、照海、气海、中极。针用补法，或针灸并用。

2. 肾俞、膀胱俞、中极、关元、太溪。温针灸。

3. 耳穴：肾、膀胱、外生殖器、皮质下、心、神门。耳穴贴压法。

三、补肾利水方

【组成】 肾俞　膀胱俞　三焦俞　水分　水道　阴陵泉　三阴交

【功能】 补肾利水。

【操作】 针用补法，或针灸并用。

【主治】 周身浮肿，腰以下尤甚，两足跗尤剧，按之没指，起病缓慢，迁延难愈；足跗先肿，渐及全身，腰以下肿甚，时肿时消，按之凹陷不起；神情倦怠，腰膝酸痛，纳呆腹胀，尿少色清；畏寒肢冷，面色晦滞，舌淡胖，苔白滑，脉沉细。

【方义】《素问·上古天真论》说："肾者主水。"《素问·逆调论》说："肾者水脏，主津液。"水液的代谢与肺、脾、肾、三焦有关，其中以肾为根本。因为肾的气化作用能将下输到肾的水液，蒸化为津液，再输送到全身，同时也能将水的代谢产物"浊液"通过气化作用变为尿液，下输膀胱排出体外。若肾气内亏，气化失职，水不化津，浊不化尿，水浊潴留则成浮肿，故水肿之本在肾，如《素问·水热穴论》说："肾者，胃之关也，关门不利，故聚水而从其类也，上下溢于皮肤，故为胕肿，胕肿者，聚水而生病也。"

肾俞、膀胱俞：此水肿为肾虚水泛之证，治疗以补肾利水为法。水不自行，赖气以动，故取肾俞、膀胱俞，补益肾气，肾气开阖有司，膀胱气化通畅，则水道通调，水利肿消。

三焦俞：水肿发病原因与三焦气化功能失常有关，《素问·灵兰秘典论》说："三焦者，决渎之官，水道出焉。"取三焦俞以通调三焦气机，调节和加强水液的气化。

水分：穴名即指此穴能分清别浊，为治水之效穴。

水道：穴名即指为水之道路和通路，下焦为水道之所出，取之则水道疏通流畅。

阴陵泉、三阴交：《景岳全书·肿胀》说："水为至阴，故其本在肾……水惟畏土，故其治在脾。"取足太阴经之合穴阴陵泉，健脾利湿，培土制水，足三阴经交会穴三阴交，调理脾肾，输布津液，二穴共用以助肾主水之功效。

【临床应用】

1. 咳逆上气，痰多稀薄，动则喘息，卧则喉中痰鸣，心悸，怔忡　此乃肾虚水邪泛滥、上凌心肺所致。可加肺俞、尺泽以宣肺降逆、止咳平喘，加足三里、内关以安神宁心、健脾化痰。

2. 食欲不振，腹部胀满　加中脘、足三里、天枢以健运脾胃，通调腑气。

3. 尿少　加净府五穴（组成操作见小腹部病证）、志室。肾阳衰微，气化失职则小便短少而清长，先灸志室以温肾壮阳，后针净府五穴以通利膀胱。

【备选方】

1. 肾俞、脾俞、气海、水分、中脘、足三里。针用补法，或针灸并用。
2. 肾俞、脾俞、气海、命门、阴陵泉、足三里。针用补法，或针灸并用。
3. 耳穴：肾、脾、膀胱、三焦。毫针刺法，或耳穴贴压法
4. 穴位敷药法：神阙或涌泉，用独头蒜5枚，田螺4个，车前子10g。车前子研细末，与大蒜、田螺共捣一起，敷神阙穴。或用蓖麻子50粒，薤白3~5个，共捣烂敷涌泉，每日1次，连敷数日。

四、滋养肾阴方

【组成】肾俞　太溪　三阴交　涌泉

【功能】补益肾阴，填精滋水。

【操作】针用补法。太溪穴于内踝后的胫后动脉前缘浅刺0.2~0.3寸，微微雀啄，使针感传至足底。

【主治】腰背膝胫酸痛，眩晕，耳鸣，心悸、失眠，健忘；男子梦遗早泄，精少不育；女子经少经闭，或崩漏，不孕；形体消瘦，骨蒸潮热，五心烦热，颧红盗汗，口燥咽干，尿少短赤；小儿五迟；成人早衰。舌红少津，苔少，脉细数。

【方义】禀赋不足，热病，虚劳久病，房事过度，过服温燥之品，以致肾阴耗伤，肾精亏损。肾主骨生髓充脑，肾阴不足，无以充养骨骼脑髓，致骨弱髓减，脑海不充，而见腰背膝胫酸痛无力，眩晕，健忘；肾为封藏之本，阴平阳秘，则精液藏而精关固，阴虚阳亢，固密失职，精不能藏而早泄；肾阴虚于下，心火亢于上，寐则君火不宁，扰动精室，则为梦遗；水亏火亢，水火失济，以至心肾不交而见心悸、失眠，多梦；女子

以血为用。阴亏无以化血，则经血来源不足，所以经来量少，甚至闭经；阴虚则阳亢，虚热灼伤血络，可见崩漏；肾藏精气而主生殖、生长、发育，肾精不足，可以引起男子不育，女子不孕，小儿发育迟缓，筋骨痿软，成人则早衰，发脱齿摇，耳鸣耳聋；骨蒸潮热，五心烦热，颧红盗汗，口燥咽干，尿少短赤，舌红少津，苔少，脉细数，皆由阴不制阳，虚火内盛所致。

肾俞：所谓"壮水之主，以制阳光"（王冰注：《黄帝内经素问》）。针而补之，以滋肾壮水。

太溪：肾之原穴，功能补益肾气，滋阴填精，与肾俞相配，共奏补肾滋阴之功。

涌泉：穴居足心，如泉水之涌出于下，有滋阴泻火，交通心肾和上承津液的作用。

三阴交：为足三阴经之交会穴，调补三阴，滋肾补精，引火归元。

【临床应用】

1. 腰痛 症见腰背膝胫酸痛，以酸软为主，喜按喜揉，静卧则轻，遇劳尤甚，起病缓慢，隐隐作痛，酸多痛少，绵绵不已，反复发作。宜加大肠俞、腰阳关、委中、阿是穴以益肾调经、通络止痛。

2. 眩晕，耳鸣 加四神聪透百会。四神聪透百会，位居颠顶，针而补之，升肾精上充于脑，使髓海充盈。若眩晕属阴虚阳亢者，可刺太冲透涌泉，以滋水涵木，益阴潜阳。耳鸣则加听宫、听会、完骨，即所谓"耳三针"，以疏通耳部经脉，使精气上输于耳，可收止鸣复聪之效，尤适用于耳源性眩晕。

3. 心悸，失眠 加神门、心俞、巨阙，以养心安神、定志除烦。

4. 男子梦遗早泄，精少不育 加净府五穴（组成操作见小腹部病证）、志室、气穴、次髎以益肾固精、强精。女子经少经闭，或崩漏，不孕：加胞宫七穴（组成操作见小腹部病证）、次髎、归来、气穴以通调冲任。其中气穴为肾经与冲脉之交会穴，故其治疗多与冲脉有关，如男女生育、妇人月事等，为治疗不孕不育症之要穴，故又有胞门、子户之别称。

5. 小儿五迟、五软 加身柱、神阙、百会。身柱穴属督脉经，为小儿强身要穴，名为身柱，含有全身支柱之意，取本穴针灸补之，使督气得充，正立直行，功同砥柱。

【备选方】

1. 水泉、筑宾、照海、石门。针用补法，或平补平泻法。

2. 肾俞、京门、太溪、志室、阴谷、三阴交、然谷。针用补法，或平补平泻法。

3. 耳针法：肾、心、皮质下。毫针刺法，或耳穴贴压法。

五、清利膀胱湿热方

【组成】膀胱俞 中极 水道 阴陵泉 太冲 三阴交 净府五穴

【功能】清热利湿。

【操作】针用泻法。净府五穴针刺时向下斜刺45°~60°，施提插捻转法使针感向会阴窜行，留针同时配合弩法，即以患者内衣顺势按压针身，可加强针感。

【主治】尿频，尿急，尿痛或尿道灼热，小便黄赤浑浊，短涩不畅，或尿血，或尿出砂石，小腹胀痛，腰骶疼痛，或伴恶寒发热。舌质红，苔黄腻，脉滑数。

【方义】外感湿热，蕴结膀胱，或饮食不节，湿热内生，流注下焦，气化失常导致本病。《素问·灵兰秘典论》说："膀胱者，州都之官，津液藏焉，气化则能出矣。"说明小便的正常与否，与膀胱的气化功能密切相关。湿热内蕴膀胱，湿阻则气滞，热炽则津伤，故见尿频，尿急，尿痛或尿道灼热，小便黄赤浑浊，短涩不畅等膀胱气化失司的症状；膀胱位于小腹，湿热内蕴，气机阻滞，故小腹胀痛；本证主要见于淋病，《景岳全书·杂证谟·淋浊》中说："淋之为病，小便痛涩滴沥，欲去不去，欲止不止者是也。"腰为肾府，故腰骶疼痛亦是本证的主要症状之一，乃是脉络失和，气血不畅所致，《景岳全书·杂证谟·腰痛》中有腰痛"湿而兼热者""邪火蓄结腰肾，而本无虚损者，必痛极……二便热涩不通""资禀素壮，因好饮火酒，以致湿热聚于太阳，忽病腰痛不可忍"等记载；若热邪偏盛，灼伤阴络，可致尿血；若湿热久羁，津液受其煎熬，可成砂石，细小者常从尿中排出，《金匮翼·沙石淋》说："沙石淋者，膀胱结热，水液燥聚，有如沙石，随溺而出。其大者留碍水道，痛引小腹，令人闷绝也。"舌红，苔黄腻，脉滑数，为湿热内蕴之征。

膀胱俞、中极：膀胱俞功专气化决水，中极为膀胱之募穴，职司化气利水，二穴俞募相配，针而泻之，以清利膀胱湿热。

水道：穴在膀胱之上，为水之通道，功在治水，为利水要穴，泻之以疏通三焦热结，清利膀胱湿热，启癃开闭。

阴陵泉、三阴交：脾经合穴阴陵泉及足三阴经交会穴三阴交，针刺泻之以促进脾胃运化，清利中焦湿热，利水通淋，亦可缓解小腹胀痛。

太冲：为足厥阴肝经原穴，足厥阴肝经绕阴器，有清利湿热之功。

净府五穴：包括曲骨、曲骨Ⅰ（在下腹部，耻骨联合上缘前正中线旁开1.5寸）、曲骨Ⅱ（在下腹部，耻骨联合上缘前正中线旁开3寸），曲骨为"任脉、足厥阴之会"，此组穴位于泌尿生殖器体表投影处，可调节膀胱气化功能。

【临床应用】

1. 砂淋　加中封、蠡沟，秩边透水道。蠡沟与阴陵泉为一常用治疗砂淋的对穴；秩边透水道为通淋排石止痛之经验穴；若由砂石而致腰腹急痛者，加刺水沟以加强止痛作用。

2. 血淋　加血海、委中以清利湿热、凉血止血。委中为血郄，可消络中淤滞，兼有止痛之功。

3. 膏淋　加肾俞、百会以补肾固摄、升清降浊。

4. 伴恶寒发热，大便秘结　加曲池、大椎、支沟、天枢。曲池、大椎为清热之效穴；支沟、天枢可通腑泄热。

【备选方】

1. 曲骨、水道、会阴、膀胱俞、中都、足五里。针用泻法，或平补平泻法。

2. 肾俞、膀胱俞、三焦俞、京门、大横、阴陵泉。针用泻法，或平补平泻法。

3. 中极、关元、委阳、膀胱俞、阴陵泉、水道。针用泻法，或平补平泻法。

第六节　脏腑兼证处方

凡两个或两个以上脏腑同时发病者，称为脏腑兼病。脏腑之间在生理上相互协调，互相促进。在病理上又可相互影响，既可由脏及脏，又可由脏及腑；既可由腑及腑，又可由腑及脏等。脏腑兼病在临床上甚为常见。

一、补益心肺方

【组成】肺俞　心俞　膻中　气海　足三里

【功能】补心肺，益气血。

【操作】针用补法。

【主治】咳嗽，哮喘，心悸，神疲乏力，语声低怯，自汗，动则尤甚，面色淡白。舌淡苔白，或唇舌紫暗，脉沉弱或结代。

【方义】《灵枢·邪客》篇："宗气积于胸中，出于喉咙，以贯心脉，而行呼吸焉。"即宗气"助心行血""助肺司呼吸"。宗气与心、肺的功能密切相连。心肺同居上焦，位置最近。心主血脉，肺朝百脉，两脏功能最易相互影响。故心悸与咳喘常常互见。但有以心悸为主者，有以咳喘为主者。气虚则语声低微，气短乏力，动则自汗，心悸，咳喘加剧。气为血帅，气虚推动无力，血不上荣，则面舌淡白；血行不畅，则唇舌紫暗。脉亦为气虚之候。

心俞、肺俞：为心肺气输注之处，取之以补益心肺。

气海、膻中：气海为补气要穴。膻中为气之会、心包之募，善调胸中之气。《医经理解》曰："膻中：两乳之中，气所回旋处也，故又名上气海。本经有二气海：下气海，生气之海；上气海，宗气之海也。"故此二穴可调补一身之气。

足三里：胃经合穴、下合穴，能健脾胃，以促生化之源而补益气血。

【临床应用】

1. 心悸兼见唇舌紫暗者　加内关、膈俞以宽胸理气、活血安神。

2. 咳喘甚者　可加太渊、定喘穴以止咳平喘。

3. 心悸甚者　加内关、神门以安神定悸。

【备选方】

1. 厥阴俞、内关、太渊、膏肓。针用补法。

2. 肺俞、膻中、内关、大陵。针用补法。

3. 耳穴：心、肺、皮质下、交感。毫针刺法，或耳穴贴压法。

二、交通心肾方

【组成】心俞　内关　肾俞　太溪

【功能】滋阴降火，交通心肾。

【操作】针用补法，或平补平泻法。

【主治】心烦少寐，惊悸多梦，头晕耳鸣，健忘，腰膝痠软，或遗精，梦交，五心烦热，或潮热盗汗，口干咽燥。舌红少苔或无苔，脉细数。

【方义】心与肾在生理上水火相济。若肾阴不能上济于心，则心阴不足；心火有余，下劫肾阴，均导致阴虚阳亢。肾阴不足，虚阳上扰神明，则见心烦少寐，惊悸多梦。肾阴亏虚，骨髓不充，脑髓失养，则见头晕耳鸣，健忘，腰膝酸软；虚火内炽，扰动精室则见遗精，梦交。五心烦热，潮热盗汗，口干咽燥，舌红，少苔或无苔为阴虚火旺所致。

肾俞、太溪：肾俞为肾气输注之处，太溪为肾经原穴，俞原配穴，针而补之，滋阴补肾，壮水制火。

心俞、内关：心俞为心气输注之处，内关为心包经络穴，二穴合用，意在养心安神。

【临床应用】

1. 失眠、健忘甚者　加神门、三阴交以宁心安神定志。

2. 心悸甚者　加郄门以增强安神定悸之功。

3. 盗汗多者　加复溜、阴郄。复溜与阴郄乃治疗盗汗之对穴。

4. 遗精、梦交　加大赫、志室。大赫是肾经穴，又名阴关；志室为膀胱经穴，又名精宫。二穴有益肾固精之功，为治疗遗精之对穴。

5. 眩晕　加风池、太冲、四神聪。风池与太冲相配可平肝祛风；四神聪则可醒脑息风。

6. 耳鸣　加听会、翳风、中渚。此为局部近取与循经远取配合以疏通经络。

【备选方】

1. 志室、三阴交、阴郄、厥阴俞。针用补法，或平补平泻法。

2. 肾俞、复溜、郄门、心俞。针用补法，或平补平泻法。

3. 耳穴：肾、心、神门、皮质下。毫针刺法，或耳穴贴压法。

三、补脾益肺方

【组成】脾俞　肺俞　足三里　膻中　气海

【功能】培土生金，运化痰湿。

【操作】针用补法。

【主治】食欲不振，腹胀便溏，咳嗽气喘，痰多稀白，气短乏力，语声低微，动则自汗，面白无华。舌质淡，苔白滑，脉细弱。

【方义】脾与肺为母子关系。有因母病及子土不生金者；有子病及母，子盗母气者；但以土不生金者多见。以食欲不振，腹胀便溏为脾虚失运的代表证。土不生金，是脾虚化源不足，导致肺气不足，宣降失调，故咳嗽气喘，脾肺气虚，津液输布失调，或为水肿，或为吐痰清稀而多。气短乏力，语声低微，动则自汗，面白无华，舌质淡，苔白滑，脉细弱皆为气虚之候。

脾俞：补之以健脾益气、运化水湿。

足三里：是胃经之合穴，腑病取合可健运脾胃、消胀除满、祛湿化痰。

肺俞：取之以补益肺气，止咳平喘。

膻中、气海：膻中以通调上焦心肺之气而见长，可宽胸理气，止咳平喘。《医宗金鉴》指出，膻中主治"哮喘，肺痈，咳嗽，气瘿等证"。气海既可补气，又可与膻中相配，一上一下，斡旋一身之大气，调和气机，使气息均匀，人即康泰也。

【临床应用】

1. 咳喘而痰多清稀者 加丰隆、阴陵泉以利水除湿、化痰止咳。

2. 水肿 加阴陵泉、水分以利水渗湿消肿。

【备选方】

1. 脾俞、膏肓俞、气海、太渊、丰隆。针用补法，或平补平泻法。

2. 肺俞、膻中、足三里、胃俞。针用补法，或平补平泻法。

3. 耳穴：脾、肺、大肠、肾上腺。毫针刺法，或耳穴贴压法。

四、温补心肾方

【组成】 心俞 内关 肾俞 关元 膻中

【功能】 温补心肾，化气行水。

【操作】 针灸并用，针用补法。

【主治】 胸痹心痛，心悸怔忡，形寒肢冷，肢体浮肿，小便不利，神疲乏力，甚则唇甲青紫。舌质淡胖有齿痕，或舌质淡暗青紫，苔白滑，脉沉细而微或结代。

【方义】 心与肾的关系，主要有两种表现形式。第一种表现形式是心肾相交。心位于上焦，在五行属火。肾位于下焦，在五行中属水。从阴阳、水火的升降理论来说，位于下焦者以上升为顺，位于上焦者以下降为和。心火必须下降于肾，肾水必须上济于心，即所谓心肾相交。这种生理联系一旦被破坏，则可产生心肾不交的水火失济证。第二种表现形式是肾阳心阳之间的关系，无论肾阳不足，还是心阳不振，均可损及对方，造成对方的不足，最终导致心肾阳气虚衰，即本节所述之证。心肾阳虚，心脉失其温煦，鼓动无力而痹阻不通，则胸痹心痛，心悸怔忡，脉沉细而微或结代；运血无力，血行不畅而瘀滞，则唇甲青紫，舌质淡暗青紫。肾阳不足，膀胱气化失职，水湿内停，泛溢肌肤，则见肢体浮肿，小便不利。阳虚形神失于温养，故见形寒肢冷，神疲乏力。舌淡或舌胖大有齿痕，苔白滑，为心肾阳虚，阴寒内盛之象。

心俞、内关：心俞是心脏之气输注的部位，取之可养心血、通心络、宁神志。内关是心包经络穴，通阴维脉，善治胃心胸病。《标幽赋》："胸满腹痛刺内关。"《拦江赋》："胸中之病内关担。"二穴同取，针灸并施，共奏温补心阳，祛瘀通络之功。

肾俞、关元：肾俞是肾气输注的部位，关元为元气之所，二穴相伍，灸之或针刺补之，可培补元气，温肾助阳。

膻中：为心包之募穴，又为八会之气会。可宽胸利膈，行气通阳。

【临床应用】

1. 胸痹心痛 加阴郄、郄门。二穴分别为心、心包经郄穴，功擅缓急止痛。

2. 心悸怔忡　加巨阙、神门。神门为心经原穴，巨阙为心之募穴，二穴配伍，可宁心安神定悸。

3. 肢体浮肿　加阴陵泉、水分。阴陵泉为健脾利湿要穴；水分因能分利水湿，又主水病故而得名。二穴为利水消肿常用对穴。

4. 小便不利　加中极、次髎、秩边透水道。秩边透水道为治疗小便不利的经验穴，合中极、次髎疗效更好。

【备选方】

1. 心俞、命门、阴郄、太溪、关元。针灸并用，针用补法。
2. 郄门、志室、命门、中极、气海。针灸并用，针用补法。
3. 耳穴：心、肾、胸、神门、交感、皮质下。毫针刺法，或耳穴贴压法。

五、健脾养心方

【组成】心俞　脾俞　足三里　三阴交　神门

【功能】健脾养心，益气补血。

【操作】针灸并用，针用补法。

【主治】心悸怔忡，失眠多梦，头晕健忘，食欲不振，腹胀便溏，倦怠乏力，面色淡白或萎黄，或见皮下出血，女子月经量少色淡，淋漓不尽，或兼见自汗气短，动则尤甚。舌质淡嫩，脉细弱。

【方义】心属火，脾属土，二者为母子关系，故心脾两脏常相互影响。思虑过度，劳伤心神可影响脾之运化、统血的功能，使化源不足而呈心脾两虚之候，此属母病及子。若脾虚化源不足，心失血养亦可呈心脾两虚之候，此属子盗母气。心脾气血不足之证，必备心血虚或心气不足和脾气虚两种见证。心主神明、主血脉，心气不足或心血不足均可使心神失养，从而表现心悸怔忡，失眠多梦，健忘等症。头目失养则眩晕。脾主运化、主统血，如脾虚运化失职，则食欲不振，腹胀便溏。脾虚不能统血，可见皮下出血，女子月经量少色淡，淋漓不尽。面色淡白或萎黄，舌质淡嫩为血虚之候。自汗气短为气虚之征。而倦怠乏力，脉细弱，气虚、血虚均可见之。

心俞、脾俞：分别为心、脾脏之气输注之处，二穴相配，具有健脾益气、养心安神的作用。

足三里、三阴交：二穴可健脾益胃、补气生血。

神门：心经原穴，与三阴交配用，一心一脾，健脾养心，安神定志。

【临床应用】

1. 心悸怔忡，兼气短自汗　去神门，加气海、复溜。气海补气，复溜为治汗要穴，二穴合用，为补气敛汗之常用对穴。

2. 胸痹心痛　去神门，加内关、郄门以宽胸理气，缓急止痛。

3. 失眠多梦、健忘　加四神聪透百会可健脑益智、宁神除烦。

4. 食欲不振、腹胀便溏　去心俞，加天枢、公孙以健脾和胃、除湿止泻。

5. 崩漏　去心俞，加隐白、血海。隐白属脾经，以治下焦出血而见长；与治血要穴血海配伍，是一组同经组合治疗下焦出血的常用对穴。

6. 紫癜 去神门，加隐白、血海、膈俞。血海常用针刺法，而隐白针灸并施效果更好。膈俞为血会，膈俞与血海为一组常用的对穴，可用于各种出血证的治疗。

【备选方】

1. 厥阴俞、神门、脾俞、血海、气海。针灸并用，针用补法。
2. 心俞、间使、足三里、血海、三阴交。针灸并用，针用补法。
3. 耳穴：心、脾、神门、皮质下、内分泌。可用耳穴贴压法。

六、养心益肝方

【组成】心俞　肝俞　太冲　三阴交　太溪

【功能】补益心血，滋养肝木。

【操作】针用补法。太溪穴于内踝后的胫后动脉前缘浅刺 0.2~0.3 寸，微微雀啄，使针感传至足底。

【主治】心悸健忘，失眠多梦，头晕目眩，双目干涩，视物不清、肢体麻木或震颤拘急，或女子月经量少色淡，甚则闭经，面白无华，爪甲不荣。舌质淡白，脉细。

【方义】心主血脉而藏神，心血不足，神失所养，故见心悸健忘，失眠多梦等。肝藏血，开窍于目，主筋，其荣在爪，应五气为风。肝血不足，目失所养则双目干涩，视物不清；爪甲失养则干瘪不荣或干而脆硬；血不荣筋，血虚生风，则可见肢体或麻木，或震颤，或拘急；血虚脑失其养，更合风阳上扰，故见眩晕。心肝血虚，冲任失养，则女子月经量少色淡，甚则闭经。面白无华，舌淡脉细为血虚之征象。

心俞：是心气输注之处，可疏通心络，调理气血，养心安神。

肝俞、太冲：俞原相配，补之以疏肝养血。

三阴交、太溪：三阴交为足三阴之交会穴，可调肝脾肾以补益精血；太溪为足少阴肾经之原穴，取之既可滋水涵木，又可使肾阴上济于心。

【临床应用】

1. 眩晕，常伴心悸、失眠、健忘多梦 加神门、四神聪以调心安神。

2. 双目干涩、视物模糊 可加风池、太阳、目窗透头临泣等治疗目疾常用穴，以增强养血明目之力。

3. 肢体麻木或震颤拘急 加四关以调和气血、通络息风。

4. 爪甲干瘪不荣 加八邪、十宣以通络和血。

5. 闭经、月经过少 加归来、子宫、次髎以调和冲任、通经血。

【备选方】

1. 肝俞、厥阴俞、内关、三阴交、足三里。针用补法。
2. 心俞、神门、三阴交、肾俞、太溪。针用补法。
3. 耳穴：心、肝、神门、缘中、皮质下、内分泌。可用耳穴贴压法。

七、补肾益肺方

【组成】肾俞　肺俞　气海　太溪　太渊

【功能】补肾纳气。

【操作】针用补法。太溪穴于内踝后的胫后动脉前缘浅刺0.2~0.3寸,微微雀啄,使针感传至足底。或用灸法。

【主治】喘息短气,呼多吸少,动则喘息尤甚,语声低怯,自汗乏力,腰膝酸冷。舌淡,或淡胖有齿痕,脉弱。严重者喘息不能平卧,冷汗淋漓,四肢逆冷,面唇青紫,脉大无根;或全身浮肿,下肢尤甚,面色㿠白,脉沉细。

【方义】肺属金,主气司呼吸,主宣发肃降;肾属水,主纳气。二者为母子关系。若肺气不足,母病及子,必致肾气亏虚;肾气不足,子盗母气,必致肺气亏虚,二者互为因果。清代林佩琴在《类证治裁·喘症》中说:"肺为气之主,肾为气之根。肺主出气,肾主纳气,阴阳相交,呼吸乃和。若出纳升降失常,斯喘作矣。"说明肺肾之气失常令人作喘。肺肾两虚,降纳失权,气不归元,故喘息气短,呼多吸少。动则气耗,故动则喘息尤甚。肺虚宣发失职,卫表不固,则自汗。肺气虚必致宗气不足,故见语声低怯,乏力。肾主骨生髓,"腰为肾之府",肾虚骨失髓养,则见腰膝酸冷。舌淡,或淡胖有齿痕,脉弱,为气虚之候。若病久肾阳衰微欲脱,则见喘息不能平卧,冷汗淋漓,四肢逆冷,面唇青紫之危症。若虚阳外浮,则脉大无根。肾主水,肾阳亏虚,水湿内停,泛溢肌肤则全身浮肿;肾居下焦,且水湿趋下,故下肢尤甚。阳虚气血温运无力,面失所荣,则面色㿠白。沉细之脉为肾阳不足之象。

肾俞、太溪:《千金方》说:肾俞"主喘咳少气百病。"肾俞、太溪二穴合用为俞原配穴法,补之以益肾、纳气止喘。

肺俞、太渊:《针灸甲乙经》说:"……咳上气,呕沫喘,气相追逐,胸满胁膺急,息难,振栗……肺俞主之。"又说:"咳逆烦闷不得卧,胸中满,喘不得息,背痛……太渊主之。"二穴合用为俞原配穴法,具有补益肺气、止咳平喘之效。

气海:气海是任脉穴,又名丹田,《玉龙歌》说:"气喘丹田亦可施。"气海具有调补下焦气机,补肾气,益元气,纳气止虚喘之效。

【临床应用】

1. 虚喘而伴心悸脉促者 为宗气已虚,心气不足,加内关、心俞、足三里。足三里益宗气之源;内关、心俞补心气而益肺之呼吸。

2. 伴发热者 加大椎、曲池、外关以解热。背部走罐可标本兼治。

3. 冷汗肢厥者 加神阙隔盐重灸,以温阳固脱。

4. 下肢浮肿者 加足三里、阴陵泉健脾、利水消肿。

5. 腹满,纳呆者 加足三里、公孙以健运脾胃、消胀除满。

【备选方】

1. 命门、太溪、膏肓、关元、太渊。针用补法,或用灸法。

2. 肾俞、关元、气海、膻中、孔最。针用补法,或用灸法。

3. 耳穴:肾、肺、气管、神门、对屏尖、肾上腺。可用耳穴贴压法。

八、滋肾润肺方

【组成】太溪 志室 膏肓 肺俞 太渊

【功能】滋肾阴，润肺燥。

【操作】针用补法，或平补平泻法。太溪穴于内踝后的动脉前缘浅刺0.2~0.3寸，微微雀啄，使针感传至足底。

【主治】咳嗽少痰或干咳无痰，或痰中带血，口干咽燥，声音嘶哑，腰膝酸软，或见骨蒸潮热，盗汗，颧红，形体消瘦，男子遗精，女子经少甚或闭经。舌红少苔，脉细数。

【方义】肺属金，肾属水，二者为母子关系。根据五行相生之理，肺阴亏虚，必致肾阴不足，此为母病及子；肾阴亏虚，必致肺阴不足，此为子盗母气。可见二者病理上相互影响，互为因果。肾藏精，主骨生髓。若肾阴不足，骨失髓养，则见腰膝酸软。阴虚不能制阳，则相火妄动，扰动精室，故见遗精。肾精不足，精不化血，冲任空虚，则可见经少，甚则闭经。肺为娇脏，喜润恶燥，职司清肃。若肺阴不足，肃降失权，则咳嗽少痰或干咳无痰。虚火灼伤肺络，则见咯血或痰中带血。喉为肺窍，肺阴不足，虚火上蒸，津液亏少，喉失濡养，则口干咽燥，声音嘶哑。骨蒸潮热，颧红，盗汗，形体消瘦及舌脉皆为阴虚内热之征。

太溪：是足少阴肾经输、原穴，取之以益肾养阴。虚火上炎灼肺之干咳无痰，或痰中带血，口干咽燥；虚火扰动精室之遗精及精血亏虚之经行量少甚或经闭等，太溪穴统治之。

志室：又名精宫，内应于肾，益肾填精，常用于阴虚相火妄动，内扰精宫或精关不固之遗精。

肺俞、太渊：俞原相配，具有补肺养阴、祛痰止咳之功，与太溪、志室合用，滋补肺肾，金水相生，则水源不竭。

膏肓：本穴主治虚损重证，具有补益虚损，调补肺、脾、肾之功。肺痨之咳喘，咯血，骨蒸潮热，颧红，盗汗；脾痨之形体消瘦，四肢倦怠，纳少腹胀，便溏；肾痨之遗精，盗汗，下肢痿弱等均为膏肓主治证。《千金方》说："膏肓俞，无所不治，主羸瘦虚损，梦中失精，上气咳逆，狂惑忘误。"《医宗金鉴》又说，膏肓俞"主治诸虚百损，五劳七伤，身形羸瘦，梦遗失精，上气咳逆，痰火发狂，健忘，怔忡，胎前、产后劳瘵、传尸等证。"《针灸大成》："膏肓俞……主无所不疗。羸瘦，虚损，传尸骨蒸，梦中失精，上气咳逆。发狂，健忘，痰病。"

【临床应用】

1. 肺结核　加足三里、太白以培土生金。

2. 骨蒸潮热、盗汗者　加阴郄、复溜，二穴乃治盗汗之常用对穴。

3. 咯血、痰中带血者　加孔最以止血。孔最除了用毫针刺法外，还可以用穴位注射法。

【备选方】

1. 肾俞、复溜、太渊、经渠、孔最。针用补法，或平补平泻法。

2. 肾俞、太溪、肺俞、鱼际、孔最。针用补法，或平补平泻法。

3. 耳穴：肾、肺、气管、神门、对屏尖。毫针刺法，或耳穴贴压法。

九、清肝救肺方

【组成】行间　阳陵泉　肺俞　鱼际　膻中

【功能】清肝泻肺，化痰止咳。

【操作】针用泻法，或平补平泻法。

【主治】咳嗽阵作，咳时面红耳赤，甚则咳血，少痰或痰黄而稠，胸胁灼痛，急躁易怒，头胀眩晕。舌红苔黄，脉弦数。

【方义】肺属金，肝属木，金克木。若木强而金弱，则出现肝木反侮肺金之象，即肝火灼肺，亦云"木火刑金"。肺主肃降，肝主升发，主疏泄，二者相互协调，是全身气机调畅的一个重要环节。若肝疏泄失常，升发太过，则可致气火上逆而犯肺，肺失清肃，气机上逆，则见咳嗽阵作，且因情志失畅而加重；若火灼津伤，炼液成痰，则痰黄黏稠；火灼肺络，络损血溢，则咳血。肝火内郁，失其条达，疏泄不利，则见胸胁灼痛，急躁易怒；肝火上扰，则头胀眩晕，面红耳赤。舌红苔黄，脉弦数，则为肝经实火内炽。

行间、阳陵泉：行间为肝经之荥火穴，又是肝经之子穴，按"荥主身热"之理，取之可清肝泄热，降逆止血。阳陵泉是胆的合穴、下合穴，合治内腑。肝胆互为表里，故取之以疏泄肝胆。

肺俞、鱼际：肺俞治肺系病证。鱼际为肺经荥穴，荥主身热，无论外感风热、燥热或阴虚内热所致的肺热伤络均可取鱼际治之。二穴合用，可清肺润燥，养肺止咳。

膻中：是八会之气会，为治气病要穴，善调胸中大气。对肝气逆犯于肺者，针之可宽胸调气，清肺化痰，降逆止咳。《针灸甲乙经》说：膻中"咳逆上气，唾喘短气不得息。口不能言，膻中主之。"

【临床应用】

1. 咯血者　加孔最，以肃肺止血。

2. 胸胁灼痛，急躁易怒者　加太冲、期门，以加强主穴疏肝理气，通络止痛之功。

3. 头胀眩晕者　加风池、太冲，以清潜肝阳、息风通络。

【备选方】

1. 肝俞、行间、太渊、尺泽、孔最。针用泻法，或平补平泻法。

2. 太冲、期门、肺俞、鱼际、侠溪。针用泻法，或平补平泻法。

3. 耳穴：肝、肺、胸、气管、神门、皮质下。可用耳穴贴压法。

十、疏肝健脾和胃方

【组成】太冲　内关　足三里　中脘

【功能】疏肝理气，健脾和胃。

【操作】针用泻法，或平补平泻法。

【主治】胸胁胀满，情志抑郁或急躁易怒，脘腹胀满疼痛，嘈杂吞酸，呃逆嗳气，纳呆便溏，或大便不爽，常因情绪波动而加重。舌苔白或薄黄，脉弦缓或弦数。

【方义】肝主疏泄，属木；脾主运化，胃主受纳，脾胃互为表里，属土；木克土。肝气条达则脾气得以升清，胃气得以和降。若肝气盛必乘脾土；若脾胃邪气内盛，则见脾胃之土反侮肝木之证。二者互为因果，但以肝木乘脾胃之土者较为常见。肝失疏泄，气机郁滞，则见胸胁胀满，情志抑郁或急躁易怒。肝气横犯脾胃，脾失健运，则见腹胀，纳呆，便溏，或大便不爽。胃失和降，气逆于上则见胃脘疼痛，嘈杂吞酸，呃逆嗳气，并因情志波动而加重。舌脉为肝木有余脾胃之土不足之征。

太冲：太冲为肝经之原穴，可疏肝理气、和中止痛，消胀除满。

足三里、中脘：足三里为胃经合穴，是治疗消化系统病证之主穴；中脘为八会之腑会，胃之募穴。二穴合募远近相配，健脾和胃，理气降逆，消胀除满。

内关：心包经络穴，八脉交会穴，通阴维脉，善治胃心胸病证，疏利三焦，宽胸理气，和胃降逆。

【临床应用】

1. 兼脘腹畏寒喜暖者 加灸脾俞、关元，以温脾暖胃。

2. 嘈杂吞酸重者 加梁丘，以加强足三里健运脾胃之功。

3. 兼口苦苔黄者 加侠溪，以加强太冲疏肝清热之功。

4. 腹胀便溏甚者 加天枢、公孙，以疏调胃肠、健脾止泻。

5. 呃逆嗳气甚者 加膈俞，以加强和胃降逆之功。

6. 纳呆明显者 加下脘、四缝以健胃消食。

【备选方】

1. 肝俞、阳陵泉、梁丘、脾俞、胃俞。针用平补平泻法。

2. 期门、阳陵泉、中脘、气海、天枢。针用平补平泻法。

3. 耳穴：肝、脾、胃、皮质下、神门、三焦。毫针刺法，或耳穴贴压法。

十一、滋肾养肝方

【组成】 太溪　太冲　肾俞　肝俞

【功能】 滋肾阴，养肝血。

【操作】 针用补法。太溪穴于内踝后的胫后动脉前缘浅刺 0.2～0.3 寸，微微雀啄，使针感传至足底。

【主治】 头晕目眩，耳鸣耳聋，失眠多梦，健忘，胁肋隐痛，腰膝酸软，五心烦热，盗汗颧红，男子遗精，女子月经后期，量少，或经闭。舌红少苔或无苔，脉细数。

【方义】 肾藏精，肝藏血；肾属水，肝属木；从生理上讲，二者为母子关系；从病理上讲，可以母病及子，也可以子盗母气；无论哪脏先病，均可导致肝肾阴虚之证。若肾精不足，髓海空虚，脑失髓养，或阴虚不能制阳，肝阳上扰均可致头晕目眩，失眠多梦，健忘。肝阴不足，胁络失养，则胁肋隐痛。腰膝酸软，耳鸣耳聋为肾阴不足之候。若肾阴不足，相火妄动，扰动精室，则可见男子遗精；冲任失养则见女子月经后期，量少乃至闭经。而五心烦热、盗汗颧红及舌脉则是阴虚内热的典型表现。

太溪、肾俞：二穴俞原远近相配，补肾阴、益精血。

肝俞、太冲：《玉龙歌》："肝家血少目昏花，宜补肝俞力便加……"俞原相配，既可滋养肝血，又可防止相火妄动。

【临床应用】

1. 耳鸣耳聋者 加耳门、听宫、听会，可从耳门处进针，向下斜刺 1 ~ 1.5 寸，谓之一针三穴，以加强止鸣复聪之力。

2. 遗精者 加大赫、志室，此二穴可益肝肾，固精宫，治遗精之对穴。

3. 兼心悸者 此乃心阴受损之故，加内关、郄门以养心定悸。

4. 骨蒸潮热、盗汗颧红 加阴郄、复溜。此二穴为阴虚盗汗症常用对穴，可滋阴潜阳，固表止汗。此外，还可在神阙穴处施灸或拔火罐。

5. 头晕目眩者 加四神聪透百会，为局部近取。

【备选方】

1. 肾俞、志室、复溜、期门、太冲。针用补法。

2. 志室、复溜、太溪、肝俞、期门。针用补法。

3. 耳穴：肾、肝、神门、皮质下、缘中、脑干。毫针刺法，或耳穴贴压法。

十二、温肾补脾方

【组成】命门 关元 脾俞 足三里 天枢

【功能】温补肾脾。

【操作】针用补法，或针灸并用。

【主治】久泻久痢，或五更泄泻，或完谷不化，粪质清冷；周身浮肿，小便不利，甚则腹胀如鼓；面色㿠白，形寒肢冷，腰膝或脘腹冷痛。舌质淡胖，或有齿痕，舌苔白滑，脉沉迟无力。

【方义】肾为水火之宅，内藏元阴元阳，为先天之本。脾主运化，为后天之本。脾之健运，化生精微，须借助于肾阳的推动，故有"脾阳根于肾阳"之说。肾中精气亦有赖于水谷精微的培育和补养，才能充盈不断。因此，肾与脾是先后天的关系，相互资助，相互促进。病理上相互影响，肾阳虚不能温养脾阳，或脾阳久虚不能充养肾阳，终致脾肾阳气俱伤。脾主运化，肾司二便。脾肾阳虚，运化、司二便的功能失调，水谷不分，故见久泻久痢，寅卯之交，谓之五更，此时阴气极盛，阳气未复，故见"五更泄"。肾阳不足，腰膝失于温养，则腰膝冷痛；无以温化水液，泛溢肌肤，则周身浮肿；若膀胱气化失职，则小便不利。阳虚气机凝滞，则脘腹冷痛。而面色㿠白，形寒肢冷，舌质淡胖，或有齿痕，舌苔白滑，脉沉迟无力均是阳气不足之征。

命门、关元：命门为督脉经穴，居于两肾俞之间，穴名即指具有壮阳补肾，培元固本，强壮腰膝之用。关元属任脉穴，为元阴元阳交关之所，功专培肾固本，补益元气。命门、关元二穴前后对应，配伍运用，以加强温肾培元之力。

脾俞：补脾阳，助运化，除水湿。

足三里、天枢：足三里胃经合穴、下合穴，有健脾和胃、运化水湿、消积导滞等功。天枢为大肠之募，可调理肠腑，止泻止痢。二穴伍用，健脾理气，和胃理肠。为治疗泄泻的常用配穴。

【临床应用】

1. 久泻久痢者　加神阙隔盐或隔姜灸，也可加百会以升提阳气，以灸法为宜。

2. 浮肿、小便不利　加中极、胃俞、三焦俞。中极为膀胱之募，能促进膀胱的气化功能。胃俞与主穴脾俞相配健脾胃以利水。三焦为决渎之官，水道出焉，故三焦俞亦为利水消肿之穴。以上诸穴当针灸并施。

3. 四肢发冷者　可加灸关元温补阳气。

【备选方】

1. 肾俞、关元、天枢、气海、上巨虚。针用补法，或针灸并用。

2. 肾俞、命门、天枢、上巨虚、阴陵泉。针用补法，或针灸并用。

3. 耳穴：肾、脾、大肠、胃、皮质下、神门。毫针刺法，或耳穴贴压法。

第四章 按部位病证处方 ▷▷▷▷

经络都有固定的分布区域；每一脏腑、器官、部位都有固定的经络分布。腧穴基本具有双向的良性调节作用。因此，按部辨证处方是针灸临床最主要的方法之一。前一章的脏腑辨证处方在某种程度上也是按部辨证处方的一部分，只是因为脏腑功能失调能引起全身多种疾病，且内容又很多，故单设一章。按部辨证处方的穴位组成基于两种选穴法，一是局部和邻近选穴法，二是远端选穴法。本方组成后，可以单独运用于临床，有时还应与脏腑辨证处方，对症选穴处方相结合。

第一节 头面五官部病证处方

手阳明经"贯颊，入下齿中；还出夹口，交人中，左之右、右之左，上夹鼻孔"。手阳明络脉"上曲颊偏齿""入耳合于宗脉"。手阳明经筋"其支者上颊，结于頄；其直者上出于手太阳之前，上左角，络头，下右颔"。手阳明经别"上循喉咙"。

手少阳经"直上出耳上角，以屈下颊至颧。其支者：从耳后入耳中，出走耳前，过客主人，前交颊，至目锐眦"；手少阳经筋"其支者，当曲颊入系舌本，其支者上曲牙，循耳前，属目外眦，上乘颔，结于角"。手少阳经别"别于颠"。

手太阳经"上颊，至目锐眦，却入耳中。其支者：别颊上頄，抵鼻，至目内眦"。手太阳经筋"其支者，入耳中；直者出耳上，下结于颔，上属目外眦""其支者……结于耳后完骨"。

手厥阴经别"出循喉咙，出耳后，合少阳完骨之下"。

手少阴经"上夹咽，系目系"。手少阴络脉"系舌本，属目系。"手少阴经别"上走喉咙，出于面，合目内眦"。

足阳明经"起于鼻，交頞中，旁约太阳之脉，下循鼻外，入上齿中，还出夹口，环唇，下交承浆，却循颐后下廉，出大迎，循颊车，上耳前，过客主人，循发际，至额颅""循喉咙"。足阳明经筋"上夹口，合于頄，下结于鼻，上合于太阳。太阳为目上纲，阳明为目下纲。其支者，从颊结于耳前"。足阳明经别"上循咽，出于口，上頞頄，还系目系"。

足少阳经"起于目锐眦，上抵头角，下耳后，循颈""从耳后入耳中，出走耳前，至锐眦后""别锐眦，下大迎，合于手少阳，抵于頄，下加颊车"。足少阳经筋"循耳后，上额角，交颠上，下走颔，上结于頄，其支者，结于目外眦"。足少阳经别"上夹咽，出颐颔中，散于面，系目系，合少阳于外眦"。

足太阳经"起于目内眦，上额，交颠""从颠至耳上角""从颠入络脑。"足太阳经筋"别入结于舌本。其直者，结于枕骨，上头下颜，结于鼻。其支者为目上纲，下结于烦""其支者……斜上出于烦"。

足太阴经"连舌本，散舌下"。足太阴经别"上结于咽，贯舌中"。

足少阴经"循喉咙，夹舌本"。足少阴经筋"结于枕骨，与足太阳之筋合"。足少阴经别"系舌本"。

足厥阴经"循喉咙之后，上入颃颡，上出额，与督脉会于颠""从目系下颊里，环唇内"。

督脉"上额交颠上""并于脊里，上至风府""至鼻柱"。督脉别络"散头上"。督脉"上颐，环唇，上系两目之下中央"。

任脉"至咽喉，上颐循面入目"。

冲脉"会咽喉，络唇口"。

阳跷脉"循面，交目内眦、会睛明，入脑，下耳后，入风池"。

阳维脉"上循耳后，会手足少阳于风池"。

"脑为髓之海，其输上在于其盖，下在风府"。

一、头部病证处方

【组成】合谷　太冲　风池　太阳　阿是穴

【功能】调和经气。

【操作】平补平泻法，风池穴向眼睛方向针刺，施提插捻转手法使针感向上传导可至前头部；阿是穴用围刺法或梅花针叩刺法。

【主治】全头痛，偏头痛，颠顶痛，前额痛，后头痛，神经性头痛，血管性头痛，高血压头痛，神经官能症头痛。

【方义】头为诸阳之会，无论外感六淫，内伤七情，终可上犯于头，阻滞经络，经脉不通，发生各种头痛。

合谷、太冲：合谷为手阳明大肠经原穴，通经止痛，太冲为足厥阴肝经的原穴，平肝镇痛。二穴合用为四关穴，有良好的止痛作用。

风池：为足少阳胆经之穴，经络所过，主治所在。

太阳：可通其闭塞，通则不痛。具有祛风通络之效。

阿是穴：因局部经气闭塞不通而头痛，故当取本穴。

【临床应用】

1. **前头痛**　加头维、神庭、内庭，远近配穴，以增强疏经通络作用。

2. **侧头痛**　加胆经四透（颔厌透悬颅、悬厘，曲鬓透率谷，率谷透天冲，天冲透浮白、头窍阴）、足临泣、外关，以和解少阳、祛风通络止痛。

3. **头顶痛**　加百会、四神聪，属局部取穴，增强通络止痛之效。

4. **后头痛**　加天柱、后溪、昆仑，经脉所过，主治所在。天柱、昆仑属足太阳膀胱经穴，后溪手太阳之穴，八脉交会穴通督脉，以上经脉均经过后头部，上下、远近配穴，以达疏经通络之效。

【备选方】

1. 三间、行间、头维、风府、阿是穴。阿是穴用围刺法，他穴用平补平泻法。

2. 耳针：取皮质下、额、枕、神门。一侧或双侧留针 20～30 分钟，每 5 分钟行针1 次，或用埋针法。顽固性头痛可在耳背静脉点刺出血。

3. 皮肤针：用皮肤针叩刺印堂、太阳、阿是穴。

二、脑部病证处方

【组成】神门　太溪　手三里　足三里　水沟　神庭　承灵

【功能】调和经气。

【操作】用平补平泻法。

【主治】眩晕，头痛，老年性痴呆，癫狂痫，失眠，健忘，小儿大脑发育不全，中风偏瘫，神志病。

【方义】脑为元神之府，先天不足，后天失养，痰浊与瘀血阻滞经络，均使脑窍失养。

神门、太溪：上下对应部位配穴法，养心神填肾精。

手三里，足三里：上下对应部位配穴法，补后天以养先天。

水沟、神庭：属督脉。督脉入属于脑，经脉所过，主治所在。

承灵：穴名即指本穴有健脑窍、复神明的作用。

【临床应用】

1. 癫狂　可配十三鬼穴，亦可加丰隆以祛痰。

2. 老年性痴呆　可加肾俞、关元以补肾填精。加风府以补脑髓，调神明。

3. 中风偏瘫　加环跳、阳陵泉、三阴交。健患同用或健患交替使用。

【备选方】

1. 阴郄、复溜、本神、脑空、风池、合谷、太冲、内关。平补平泻法。

2. 印堂、风府、百会、三阴交、肾俞、气海、关元。平补平泻法。

三、面部病证处方

【组成】合谷　内庭　太阳　印堂　颊车　下关　水沟　承浆

【功能】通经，活络，止痛。

【操作】根据疾病虚实之不同采用相应的补泻手法或可加灸。

【主治】面痛，面瘫，面肌痉挛，粉刺，面疔。

【方义】风邪外袭，阻滞经络，致气血痹阻，发为面痛；经筋失养，纵缓不收发为面瘫；或肝风内动，风痰阻络发为痉挛。

合谷、内庭：合谷，手阳明大肠经之原穴；内庭，足阳明胃经之荥穴，二经皆上行面部，经络所过，主治所在，通经活络，善治头面诸疾。

颊车、下关、水沟、承浆、太阳、印堂：颊车、下关、足阳明大肠经之穴；水沟、印堂督脉之穴；承浆任脉之穴；太阳经外奇穴，均为局部取穴，以疏通局部经气。

【临床应用】

1. 面痛（三叉神经痛） 额部痛为第一支疼痛，加阳白、鱼腰、攒竹，均向眼部斜刺，用雀啄法微调，使针感向眼周放射；上颌痛为第二支疼痛，加四白、颧髎，用雀啄法微调，使上口唇部和上牙齿有酸胀感；下颌痛为第三支疼痛，加夹承浆、颊车、大迎，大迎穴向颏下孔方向斜刺，以第二磨牙处有针感为度。上述诸穴均在面部三叉神经分布区，局部取穴法，旨在疏通患部经气，以达通则不痛之目的。

2. 面瘫 加翳风、牵正、地仓、阳白透鱼腰、印堂透山根。翳风可祛风止痛，适于初病耳后疼痛，针刺施以提插捻转手法使针感扩散至舌前部及半侧面部。牵正、地仓为局部取穴，又可祛风清热。阳白透鱼腰，印堂透山根以加强疏经通络之功。

3. 面肌痉挛 加攒竹、四白、地仓。均为局部取穴。可用动静结合法，所谓动法即指留针过程中，当患者出现痉挛时，再行小幅度、高频率捻转之术，直至痉挛停止；所谓静法，即指在留针之时，若患者不见痉挛之状，可用久留法。

4. 粉刺 去局部穴，加大肠经合穴曲池，足太阴脾经血海、三阴交，足阳明胃经合穴足三里以疏风清热凉血，运脾化湿。或用背部走罐和刺络拔罐法。

5. 面疔 去局部穴，加灵台、身柱，二穴为督脉经穴，能疏泄阳经之毒热，为治疗疔疮的经验穴；加大椎通调督脉经气，清热解毒；加血海、委中，用三棱针刺络出血，以清泻血中毒热而消肿止痛。

【备选方】

1. 头维、阳白、丝竹空、四白、下关、行间、三间。根据疾病虚实之不同采用相应的补泻手法或可加灸。

2. 穴位注射：用维生素 B_1、B_{12} 注射液或 1% ~2% 普鲁卡因注射液，注射压痛点，每次取 1~2 点，每点注入 0.5mL，每隔 2~3 天注射 1 次。本法适用于面痛。

3. 耳针：额、面颊、交感、口、目、肺、脾。一侧或双侧取穴，留针 20~30 分钟，间隔 5 分钟行针 1 次，或用埋针法。本法适用于面瘫。

四、眼部病证处方

【组成】 三间　行间　风池　丝竹空透瞳子髎　目窗透头临泣　睛明

【功能】 通经明目。

【操作】 用平补平泻法。治疗目疾时，风池针尖宜对准对侧的眼球，针刺深度不超过 1.2 寸，用小幅度提插手法，使针感向上传导，若能至目窗穴周围则更佳。若达不到这样的针感，可小角度改变针刺方向，耐心试之，久之则可得心应手。

【主治】 目赤肿痛、眼睑下垂、视物不清、迎风流泪等病症。

【方义】 目者，宗脉之所聚也，风毒外袭，肝肾不足，目失所养，皆可导致各种目疾。

三间、行间：上下对应配穴，以加强疏通经络、调和气血之功。

风池：治疗上眼睑下垂，各种目疾的必用之穴。

睛明：局部取穴统治各种目疾。

丝竹空透瞳子髎、目窗透头临泣：腧穴所在，主治所在，局部腧穴，可以疏调局部气血。

【临床应用】

1. 睑腺炎　单用背部走罐和刺络拔罐法。

2. 目赤肿痛　去睛明，加耳尖或太阳穴处点刺出血法。

【备选方】

1. 合谷、太冲、外关、光明、攒竹、太阳。用平补平泻法。

2. 耳尖、四白、球后、中渚、足临泣。用平补平泻法。

五、鼻部病证处方

【组成】三间　陷谷　风池　上星　迎香　印堂

【功能】调经气，开肺窍。

【操作】用平补平泻法。用风池治疗鼻疾时，针尖宜对准鼻尖，用提插与捻转相结合的手法，使针感在局部扩散。

【主治】鼻塞，鼻衄，鼻渊，嗅觉失灵。

【方义】六淫外侵，胃热上扰，肺气不利，皆可导致鼻部诸疾。

三间、陷谷：经络所过，主治所在。

上星：属督脉，《针灸甲乙经》："鼻衄，上星主之。"

迎香、印堂：腧穴所在，主治所在。

风池：属少阳经，少阳经虽与鼻无直接联系，但因"胆移热于脑，则辛頞鼻渊"，故少阳经之风池穴是治疗鼻疾必不可少之穴。有医籍记载，按压风池穴，可有鼻部酸胀之感。

【临床应用】

1. 鼻渊　加足三里艾灸法和枕外隆凸梅花针叩刺法。此病缠绵难愈。在急性期过后，此二法可连续应用1~2个月。

2. 鼻鼽　除用鼻渊治法之外，尚可加脐部之九宫八卦穴。该穴在脐之上下左右和左上、左下、右上、右下各1寸处，共8个点。也即以脐中央为圆心，确定横竖坐标之后，将半径为1寸的圆分成8份，每45°为1份。每次对选2~4点。用针刺法，亦可用药物制饼敷贴法，所选药物以辛温药为主。

3. 鼻衄　加血海。还应根据病机之不同，随症配以补气、凉血之穴。

4. 酒糟鼻　去迎香、风池，加背部走罐和刺络拔罐法。

【备选方】

1. 风府、百会、通天、合谷、太冲、神庭。用平补平泻法。

2. 囟会、头临泣、外关、悬钟、素髎、内迎香。用平补平泻法。

六、耳部病证处方

【组成】中渚　足临泣　后溪　风市　耳门　听宫　听会

【功能】调和经气。

【操作】用平补平泻法。耳门、听宫、听会教材中均示应张口取穴，临床实践证明闭口取穴应无问题，且便于留针。此耳三穴可采用一针三穴法，即从耳门进针，向下斜刺 1～1.5 寸，为安全有效之法。

【主治】耳鸣、耳聋、聤耳等病症。

【方义】肾精不足，肝胆火盛，湿热内扰，皆可导致耳部诸疾。

中渚、足临泣、后溪：手足少阳、手太阳均入耳中，疏通三经气机。

耳门、听宫、听会：腧穴所居，主治所在。局部作用。

风市：属胆经。治疗头面诸疾，常用手足部的腧穴。但据报道和笔者临床体会风市穴对于耳鸣、耳聋疗效较著。

【临床应用】

1. 聤耳　加枕外隆凸梅花针叩刺法，背部走罐合刺络拔罐法，三角灸（亦可用针刺法），足三里（亦可用点按法或灸法）。因本病缠绵难愈，指导病人在足三里、枕骨隆凸、三角灸处用灸法或点按法自疗，以图缓功。

2. 暴聋　多属实证，加合谷、太冲。

3. 耳鸣　本方适用于肝胆火盛者。若属肝肾阴虚者加太溪，若属痰湿内阻者加丰隆、阴陵泉。

【备选方】

1. 翳风、瘛脉、外关、悬钟、合谷、曲池、太冲。用平补平泻法。

2. 天牖、上关、下关、三间、陷谷、后溪、金门。用平补平泻法。

七、牙部病证处方

【组成】合谷　内庭　颊车　下关

【功能】调和经气。

【操作】用平补平泻法。

【主治】牙痛、龋齿、牙龈肿胀等病症。

【方义】胃火上攻，阳明郁热，肾阴不足，皆可导致牙痛，或牙龈红肿。

合谷、内庭：合谷为手阳明经原穴，内庭为足阳明经荥穴，手足阳明经循行入齿，经脉所过，主治所在。两穴合用，清泄阳明郁热，通经止痛。

颊车、下关：局部作用。

【临床应用】

1. 牙痛　加太阳穴深刺法，使牙部有较强的麻胀感后留针，在留针期间可再行手法，仍然使之产生较强针感。亦可用不留针法。

2. 牙龈红肿疼痛　可加局部火针点刺。

【备选方】

1. 下关、太阳、三间、陷谷。用平补平泻法。

2. 巨髎、翳风、二间、内庭。用平补平泻法。

八、舌喉部病证处方

【组成】劳宫　涌泉　阳溪　商丘　哑门　金津　玉液　翳风

【操作】用平补平泻法。若属吞咽、构音困难者，远端之穴在行针之时应让患者同时做吞咽或发音的动作。若舌体麻木者可在患处用毫针散刺。翳风可适当采用深刺法，并用针向病所法向咽喉部斜刺。廉泉可采用多向刺法，在直刺得气后，将针提至皮下，分别向左右斜刺，并使之得气，然后在直刺位留针。

【主治】舌痛、舌强语謇等病症。

【方义】心火上炎，可致舌痛。中风窍闭神匿，经不导气，少阴、太阴经失养，可致舌强语謇。

劳宫、涌泉：分别位于手足心，开窍通闭，治舌强语謇之经验穴。

阳溪、商丘：手阳明经别、足太阴经络嗌连舌本，经络所过，主治所在。

哑门：穴名即指本穴治构音困难，《甲乙经》卷三指本穴"入系舌本"。

翳风：刺向咽喉部以疏通局部经气。

金津、玉液：局部作用。

【临床应用】

吞咽困难、构音障碍　加风池、风府，廉泉。风池属足少阳胆经，"循颈……至肩上却交出于少阳之后（大椎）"；风府系督脉经穴，督脉"入脑，上颠"；此二穴均经颈项部，并直接或间接联系于脑，有通窍醒脑之功。廉泉：属任脉"至喉咙，上颐"，位于颈部局部，其下布有舌下神经分支及舌咽神经分支。

九、咽喉部病证处方

【组成】合谷　曲池　鱼际

【功能】清利咽喉。

【操作】用平补平泻法。

【主治】咽部、喉部的肿胀、疼痛。

【方义】风热犯肺，热邪熏灼肺系，或胃火上蒸，津液受灼，引起咽喉肿痛；或肾阴不足，阴液不能上润咽喉，虚火上炎，熏灼咽喉，均可导致咽喉肿痛。

鱼际：为手太阴的荥穴，喉为肺窍，可利咽清肺热。

合谷、曲池：合谷为手阳明大肠经原穴，曲池为手阳明大肠经合穴，同经原合配穴以疏散风热，清热止痛。

【临床应用】

1. 急性咽喉炎　加少商、尺泽穴。少商系手太阴的井穴，点刺出血，可清泻肺热；尺泽为手太阴经的合穴，泻肺经实热，取实则泻其子之意。

2. 慢性咽喉痛　加太溪、照海穴。太溪为足少阴经原穴，照海为足少阴经和阴跷脉的交会穴，两脉均循行于喉咙，二穴合用，可滋阴降火利咽。

3. 真性延髓麻痹　加外金津、外玉液。针刺时针尖向舌根方向刺入1.2寸，速刺而不留针，为局部取穴，有改进进食、发音之效。

4. 假性延髓麻痹　加百会、神庭、头针运动区的中下 1/3。头针运动区的中下 1/3 为头面部运动中枢的体表投影；百会、神庭为督脉之穴，督脉为阳脉之海，而六阳经皆直接或间接联系于脑，脑为元神之府，二穴可治元气涣散、哭笑无常。

【备选方】

1. 少商、商阳、大椎。用平补平泻法。
2. 关冲、中冲、陶道。用平补平泻法。
3. 内关、水沟、通里、风池、完骨、翳风。用平补平泻法。
4. 天柱、天容、大椎、阴郄、间使。用平补平泻法。

第二节　上肢部病证处方

手太阴肺经"下循臑内，行少阴、心主之前，下肘中，循臂内上骨下廉，入寸口，上鱼，循鱼际，出大指之端""从腕后，直出次指内廉，出其端"；手太阴经筋，"结肩前髃"。

手少阴心经"下出腋下，下循臑内后廉，行太阴、心主之后，下肘内，循臂内后廉，抵掌后锐骨之端，入掌内后廉，循小指之内，出其端"。

手厥阴心包经"下腋三寸，上抵腋下，循臑内，行太阴、少阴之间，入肘中，下臂，行两筋之间，入掌中，循中指，出其端""循小指次指，出其端"。

手阳明大肠经"起于大指次指之端，循指上廉，出合谷两骨之间，上入两筋之中，循臂上廉，入肘外廉，上臑外前廉，上肩，出髃骨之前廉"；手阳明络脉"上乘肩髃"；手阳明经筋"结于髃；其支者，绕肩胛"。

手太阳小肠经"起于小指之端，循手外侧上腕，出踝中，直上循臂骨下廉，出肘内侧两骨之间，上循臑外后廉，出肩解，绕肩胛，交肩上"；手太阳络脉"络肩髃"。

手少阳三焦经"起于小指次指之端，上出两指之间，循手表腕，出臂外两骨之间，上贯肘，循臑外上肩"。

足少阳胆经"至肩上"。

足太阳膀胱经"循肩膊内"。足太阳经筋"结于肩髃"。

督脉之络"当肩胛左右别走太阳"。

一、肩部病证处方

【组成】肩髃　肩贞　臂臑　曲池　外关　阿是穴

【功能】通络止痛。

【操作】疼痛者针用泻法，瘫痪者针用平补平泻法，可灸；阿是穴可用火针法，刺络拔罐法，阻力针法等。

【主治】肩部沉重、疼痛、麻木、活动受限、运动障碍等症。

【方义】无论感受风寒湿之邪，经络阻滞；或跌仆损伤，气血瘀滞；或气虚血少，经脉失养，均可造成肩部沉重、疼痛、麻木、活动受限、运动障碍等症。

肩髃、肩贞、臂臑：局部取穴，可祛瘀阻，通经络，搜风逐邪。

阿是穴：找自觉痛点、压痛点、活动痛点，意在疏通局部气血。

曲池：为大肠经合穴，善行气血、通经络。

外关：循经远取，可治上肢痹痛。

【临床应用】

1. 肩周炎 肩前部痛为主者加肩前、尺泽穴。肩前穴可疏通肩前部的经络气血；尺泽为肺经合穴，而手太阴肺经经筋"结肩前髃"。肩外侧部痛为主者加合谷、偏历穴。手阳明经行于肩外侧部，合谷为大肠经之原穴，可疏经络之风热，宜通气血；偏历为大肠经之络穴，善治经气痹阻不通畅。肩后部痛为主者加肩髎、后溪穴。手太阳经穴主治肩臂外侧后缘痛，取局部穴肩髎配远端的输穴后溪，可温散太阳经风寒之邪。腋部痛为主者加极泉穴。极泉为治腋胁疼痛之要穴。此外，无论哪一部位的肩痛，均加阳陵泉，活动受限者均加条口透承山，同属上下配穴法。

2. 神经根型颈椎病 加颈部夹脊、风池、风府、合谷穴。颈部夹脊可有效改善颈部的气血循行，调畅局部气血；风池、风府为治风要穴，可祛风、舒筋、化湿、调气；兼以疏通局部气血。合谷可助疏散颈部经络之风邪，宜通气血。若疼痛放射至桡侧，加曲池，其深部有桡神经干通过，针刺施提插捻转法使针感沿经传至食指或腕背处。若疼痛放射至尺侧，加小海，其深部有尺神经干通过，针刺施提插捻转法使局部麻胀，并有放电感传至小指尖。

3. 肩背部疼痛 加天宗、秉风、曲垣、巨骨、肩胛冈三穴（位于肩胛冈上，在外侧端与内侧端的连线上，平分四等分，在三个等分点上取穴，共三穴）。肩胛冈三穴为肌腹刺法，刺中斜方肌和冈上肌，使针尖刺到肩胛冈上。天宗下布有冈下肌，秉风、曲垣位于冈上窝，其下为冈上肌，巨骨下分布有上中斜方肌、冈上肌，针刺以上腧穴松解肌肉黏连，缓解疼痛。

【备选方】

1. 肩髃、天井、曲池、阳谷、关冲。操作法同前。

2. 肩髎、臑俞、天宗、阳池、支正。操作法同前。

3. 耳针：肩、肩关节、锁骨、肾上腺、压痛点。每次针 2~3 穴，强刺激，留针 10~20 分钟。

二、肘部病证处方

【组成】曲池 合谷 手三里 外关

【功能】活血舒筋。

【操作】针用平补平泻，可灸。

【主治】肘部沉重、疼痛、麻木、活动受限、运动障碍等症。

【方义】由于急性扭伤、局部撞伤或反复作前臂屈伸旋转、用力伸腕的动作，以及反复摩擦等机械刺激过度，引起肘部局部的筋脉受损，瘀血内阻，脉络不通，筋脉失养，拘急疼痛而不用。

曲池、合谷、手三里：同经组合，行气血、通经络；曲池又位于肘部局部，可通行肘部之经络气血，散瘀导滞。

外关：能缓解肘部之拘急疼痛，助曲池通络散结之功。

【临床应用】

1. 肱骨外上髁炎　加前臂背侧六穴（在阳溪、曲池连线上，阳溪上3寸与曲池四等分，中间三个等分点处取穴；在阳谷、小海连线上，阳谷上3寸与小海四等分，中间三个等分点处取穴。共六穴），前臂后群大部分肌肉起于肱骨外上髁，针刺该组穴可放松肌肉，舒筋活络，缓解疼痛。若前臂旋前受限，选上廉、下廉，若前臂旋后受限，选尺泽穴。在肱骨外上髁处围刺或火针点刺。

2. 肱骨内上髁炎　加前臂掌侧六穴（在太渊、尺泽连线上，太渊上3寸处与尺泽四等分，中间三个等分点处取桡侧三穴；在神门、少海连线上，神门上3寸处与少海四等分，中间三个等分点处取尺侧三穴。共六穴），前臂前群大部分肌肉起于肱骨内上髁，针刺该组穴可放松肌肉，舒筋活络，缓解疼痛，在肱骨内上髁处围刺或火针点刺。

3. 尺骨鹰嘴滑囊炎　加天井穴。天井正好位于尺骨鹰嘴上方的凹陷中，故取病灶处穴位以加强宣散局部气血之功。

【备选方】

1. 曲池透尺泽、内关透外关、合谷透后溪。用平补平泻法。
2. 曲池、手三里、肘髎、天井。用平补平泻法。

三、腕手部病证处方

【组成】　内关　大陵　阳溪　阿是穴　合谷

【功能】　舒筋通络。

【操作】　针用平补平泻，可灸。内关穴沿桡侧腕屈肌腱的尺侧缘进针，用雀啄法微调使针感传至手掌。合谷穴治疗手指活动不利时，向掌心方向直刺0.5~1.5寸，施小幅度提插捻转使针感传至拇食指末端。

【主治】　腕部沉重、疼痛、麻木、活动受限、运动障碍等症。

【方义】　因暴力直接打击腕部、手部，或不慎跌仆手掌猛力撑地，或因持物而突然旋转及屈伸腕关节，或因暴力冲击，手指远端向侧方过度弯曲，或慢性劳损，使血瘀经络；或因寒湿淫筋，风邪袭肌，致气血流通受阻均可引起腕手部的沉重、疼痛、麻木，活动受限、运动障碍等症。

内关：因其深部有正中神经通过。

大陵、阳溪、阿是穴：为局部取穴，有疏通腕部经气，调和腕部气血的功能，可治腕关节周围软组织疾病。

合谷：可助疏散腕部经络之风邪，宣通气血。

【临床应用】

1. 桡神经损伤所致垂下腕　加极泉、臑会、阳池、阳谷穴。极泉与臑会穴深部均为桡神经经过的部位，针刺须使针感沿桡神经走向传导，阳池与阳谷二穴均位于腕部，以助疏通经气，促使经络气血畅通。

2. 腕管综合征　针刺大陵穴时，针尖向腕管内刺入。同时，加八邪、三间穴。八邪穴一手四穴，与三间穴相配合，一手五穴，可减轻本病引起的手指麻木等症状，具有舒筋通络、活血化瘀的作用。

3. 腕关节扭伤　加阳池、阳谷穴。此二穴均位于腕部局部，以助疏通经气，促使经络气血畅通。

4. 指间关节扭挫伤　加八邪、后溪穴。此十穴均位于手部局部，以助通经活血，祛瘀止痛。

【备选方】

1. 大陵、八邪、内关、外关。用平补平泻。
2. 神门、阳溪、阳谷、支沟。用平补平泻。
3. 耳针：腕、肾上腺。用压丸法。

第三节　下肢部病证处方

足阳明经"其支者……以下髀关，抵伏兔。下入膝膑中，下循胫外廉，下足跗，入中指内间。其支者，下膝三寸而别，以下入中指外间。其支者，别跗上，入大指间，出其端"。足阳明经筋"起于中三指，结于跗上，邪（斜）外加于辅骨，上结于膝外廉，直上结于髀枢，上循胁，属脊。其直者，上循骭，结于膝。其支者，结于外辅骨，合少阳。其直者，上循伏兔，上结于髀……"

足太阳经"过髀枢。循髀外后廉下合腘中……以下贯腨内，出外踝之后，循京骨至小指外侧面"。足太阳经筋"起于足小指，上结于踝；邪（斜）上过于膝，其下循足外踝，结于踵，上循跟，结于腘。其别者，结于腨外。上腘中内廉，与腘中并，上结于臀"。

足少阳经"下合髀厌中……以下循髀阳，出膝外廉，下外辅骨之前，直下抵绝骨之端，下出外踝之前，循足跗上，入小指次指之间。其支者，别跗上，入大指之间，循大指歧骨内，出其端；还贯爪甲，出三毛"。足少阳经筋"起于小指次指，上结外踝；上循胫外廉，结于膝外廉。其支者，别起外辅骨，上走髀，前者结于伏兔之上，后者结于尻"。

足太阴经"起于大指之端，循指内侧白肉际，过核骨后，上内踝前廉，上腨内，循胫骨后，交出厥阴之前，上循膝股内前廉"。足太阴经筋"起于大指之端内侧，上结于内踝。其直者，结于膝内辅骨……"

足少阴经"起于小指之下，邪走足心，出于然骨之下，循内踝之后，别入跟中，以上腨内，出腘内廉，上股内后廉"。足少阴经筋"起于小指之下，入足心，并太阴之经，邪（斜）走内踝之下，结于踵；与足太阳之筋合，而上结于内辅骨之下……"

一、臀部病证处方

【组成】 环跳 秩边 居髎 腰阳关 大肠俞 阳陵泉 委中

【功能】 活络止痛。

【操作】 针用平补平泻法。若兼膝腿疼痛、坐骨神经痛，施提插捻转手法，居髎、腰阳关产生局部针感即可，其余腧穴以气至病所为度。环跳穴可产生两种传导的针感，第一种可传导至下肢后侧，即与足太阳经循行一致，在生理解剖上与胫神经的分布重合；另一种针感是沿大腿后面传到小腿外侧可达足背，即与足少阳经或足阳明经循行一致，在生理解剖上与腓深神经或腓浅神经分布重合。秩边穴直刺2.5~3寸刺中坐骨神经，可使针感传至臀部或下肢部。大肠俞针感可沿经从大腿后侧向下传至足部。阳陵泉针感可沿经从小腿外侧传至足背，与腓神经及其分支走行一致。委中穴进针时针尖稍稍向外倾斜，大概与体表呈80°角时更易获得针感，治疗坐骨神经痛之胫神经分支痛及足跟痛属胫神经卡压症患者时，须刺中胫神经，产生麻电感并传至足跟或足底；治疗坐骨神经痛伴小腿外侧与足外侧、小趾不适者时，针尖稍稍向外调整，刺中腓肠内侧皮神经，使麻电感传至小腿后侧或沿足背外侧缘传至足小趾端。

【主治】 臀部疼痛、活动受限、运动障碍等症。

【方义】 肾气亏损，或感受风寒外邪，邪气留滞经络；或因外伤，气血瘀阻，血脉凝涩，不得宣通等均可导致髋部的疼痛、活动受限、运动障碍等症。

环跳、秩边、居髎：腧穴所在，主治所在。

腰阳关：助阳散寒化湿。

大肠俞：临近取穴，可疏通局部经络。

阳陵泉、委中：髋部乃少阳、太阳所过之处，经络所过，主治所在，调和太阳、少阳气血。

【临床应用】

1. 坐骨神经痛 以上腧穴均要求尽可能气至病所，大腿后侧放射痛者配承扶、殷门、承山，提插捻转使针感下传至足部；小腿前侧放射痛者加委阳、悬钟，以针感下传为佳；根性坐骨神经痛者加腰部夹脊穴，意在加强疏通少阳、太阳经气的作用。

2. 髋关节滑囊炎 可配合灸法或火针点刺法，用以温通经络，疏散风寒。

3. 梨状肌痉挛 在梨状肌分布区排刺3~5针，用阻力针法。

4. 股神经痛 加股前九穴、股后五穴、冲门。冲门穴于股动脉外侧约0.5寸处进针，施以提插捻转法以针感传至大腿内侧或膝关节，甚至达到内踝为佳。股前九穴、股后五穴取穴操作见"膝部病证处方中的膝骨性关节炎"，两组腧穴属于肌腹刺法，通过针刺神经分布的肌肉松解黏连，通经止痛。

【备选方】

1. 大肠俞、腰夹脊、环跳、委中、阳陵泉、悬钟、丘墟。针用平补平泻法。

2. 耳针：相应敏感点、脑、神门。强刺激，留针20~30分钟。

二、膝部病证处方

【组成】血海　梁丘　足三里　阳陵泉　悬钟　犊鼻

【功能】消瘀通络。

【操作】针用平补平泻，阿是穴可用围刺法、火针法、阻力针法。

【主治】膝部及小腿部的沉重、疼痛、麻木、活动受限、运动障碍等症。

【方义】暴受外力，跌仆损伤，或感受风寒湿之邪，使脉络瘀阻，气血凝滞，膝部及小腿部的筋脉失养，从而产生沉重、疼痛、麻木、活动受限、运动障碍等症。

血海、梁丘：血海为理血要穴，取其治风先治血，血行风自灭之意，二穴均具疏通局部气血的作用。

足三里：通阳、活血、渗湿、散寒。

阳陵泉，悬钟：亦可祛风湿、舒筋通络。

犊鼻：疏通局部气血。

【临床应用】

1. 膝关节腓侧副韧带损伤、胫侧副韧带损伤　胫侧副韧带损伤加曲泉、阴谷、内膝眼。腓侧副韧带损伤加膝阳关，均可宣散局部气血，通经止痛。

2. 腓总神经损伤　加委阳、浮郄、陵后、足三里、上巨虚、下巨虚，穴处有腓总神经通过，针刺以上腧穴均要求针感向下传导。

3. 膝骨性关节炎　加冲门、股前九穴（在大腿前部，自髌骨外上角至股骨大转子最高点与髂前上棘中点连线、髌骨上缘中点至髂前上棘连线、髌骨内上角至冲门穴连线做三条体表弧线，各分为 4 等份，在三条连线上分别取中间三个等分点，共九穴）、股后五穴（在大腿后侧，先将腘横纹和臀横纹分为三等分，其中腘横纹与臀横纹外 1/3 与内 2/3 交点连线为外侧线，以腘横纹与臀横纹内 1/3 与外 2/3 交点连线为内侧线，外侧线均分为 4 等份，在中间三个等分点上取穴，内侧线均分为 3 等份，在中间两个等分点上取穴，共五穴）。骨关节运动主要通过肌肉收缩引起，膝关节上附着的股前群肌和股后群肌对其功能有重要影响，通过针刺冲门，股前九穴，股后五穴舒筋活络、缓解疼痛、降低肌张力，协调大腿整体肌群的力量平衡，增加稳定性，以治疗膝骨性关节炎。

【备选方】

1. 耳针：相应区压痛点、交感、神门。中强刺激，留针 20 ~ 30 分钟。

2. 鹤顶、膝眼、梁丘、足三里、阳陵泉、阴陵泉。针用平补平泻。

三、足踝部病证处方

【组成】丘墟　照海　太冲　阿是穴

【功能】消肿止痛。

【操作】针用平补平泻，阿是穴用围刺法、刺血法。

【主治】足踝部的疼痛、麻木、运动障碍等症。

【方义】由于暴受外力，外伤闪挫，足踝部的气血瘀滞；或年老肾亏，骨弱筋痿，足踝部的经筋失养，均可引起足踝部的疼痛、麻木、运动障碍等症。

丘墟：为足少阳经之原穴，善治足跗疼痛。

照海：可散足踝部之瘀滞，止疼痛。

太冲：为肝经原穴，可行瘀散结。

阿是穴：在压痛点、自觉痛点、活动痛点处围刺、刺血可疏通局部气血。

【临床应用】

1. 踝关节扭伤　加申脉、商丘穴，可散瘀消肿止痛。

2. 足跟痛　加昆仑、太溪穴，以补肾养阴柔筋，疏通局部气血。加大陵，为对应选穴法。加风池，为下病上取法。

【备选方】

1. 承山、太溪、昆仑。针用平补平泻。

2. 解溪、丘墟、昆仑。针用平补平泻。

第四节　胸胁腹部病证处方

手太阴经"起于中焦，下络大肠，还循胃口"。手太阴经筋"下结胸里，散贯贲，合贲下，抵季胁"。

手少阴经筋"结于胸中……下系于脐"。

手厥阴心包经"起于胸中"，"其支者循胸出胁，下腋三寸，上抵腋下"。手厥阴经筋"其支者，入腋散胸中"。

手阳明经别"从手循膺乳"。

手太阳经筋"入结于腋下"。

手少阳经"布膻中"，手少阳络脉"注胸中"。

足太阴经"入腹"。足太阴经筋"聚于阴器。上腹，结于脐；循腹里，结于肋，散于胸中"。

脾之大络名曰大包，出渊腋下三寸，布胸胁。

足少阴肾经"注胸中"。足少阴经筋"并太阴经筋而上……结于阴器"。

足厥阴经"环阴器，抵小腹……布胁肋"。足厥阴络脉"循胫上睾，结于茎"。足厥阴经筋"结于阴器"。

足少阳经"循胸，过季胁"。足少阳经筋"上乘眇、季胁，上走腋前廉，系于膺乳"。足少阳经别"入季胁之间，循胸里"。

足阳明经"下乳内廉，下夹脐"。足阳明之筋"聚于阴器""上腹而布"。《素问·痿论》"阳明者……主润宗筋……冲脉者……与阳明合于宗筋……阴阳总宗筋之会，会于气街……皆属于带脉，而络于督脉"。《素问·厥论》："前阴者，宗筋之所聚，太阴阳明之所合也。"足阳明经别"入于腹里"。

任脉"起于中极之下，以上毛际，循腹里"。任脉络"下鸠尾，散于腹"。

冲脉"夹脐上行"。冲脉"与阳明合于宗筋"。

阴跷脉"循阴股，入阴"。

一、胸部病证处方

【组成】内关　膻中　阴郄

【功能】调气宽胸，通络止痛。

【操作】针用泻法。

【主治】胸痛，胸闷。

【方义】气郁不舒，血脉瘀阻，痰湿内阻，皆可导致胸闷，胸痛。

内关：为心包经络穴，联络三焦经，手少阳经"布膻中"，其络脉"注胸中"。针刺用泻法，可调气活血，通络止痛，为治疗胸痛、胸闷的常用穴，故有"心胸内关谋"之称。

膻中：穴居胸之正中，为心包之募穴，气之会穴，针刺能疏通经气、宽胸通络止痛，心胸内外病证均治。

阴郄：手少阴经筋"结于胸中"，阴郄为心经郄穴，针刺郄穴可缓急止痛。

【临床应用】

1. 胸痹心痛、心律不齐　加郄门、丘墟透照海、心俞、厥阴俞交替使用，以行气活血，宣痹通阳。

2. 胸闷　属气滞者加合谷、太冲以行气开郁。属痰饮内阻者加足三里、阴陵泉、丰隆以蠲饮化痰。属血瘀者加膈俞、血海以活血化瘀。

【备选方】

1. 神门、内关透外关、太冲。用平补平泻法。

2. 耳针法：神门、心、交感、肝。毫针刺，或揿针埋藏，或王不留行籽贴压。

二、乳房部病证处方

【组成】乳根　膻中　肩井　天宗

【功能】疏调经气。

【操作】针用平补平泻法。膻中向乳房部平刺。

【主治】乳少，乳痛，乳癖。

【方义】肝郁不舒，气血不足，冲任不调皆可导致乳房诸疾。

乳根：为阳明经穴、位于乳头直下，乳房为阳明分野，调理阳明与局部作用相兼。

膻中：行气与局部作用相结合。

肩井：属足少阳胆经，为手少阳、阳维之会穴。《会元针灸学》曰："肩井者，在肩部阳气冲出显明之处，而通于五脏、推荡瘀血，而生清阳之气……以实五脏，而开阴窍。"其经筋又系于膺乳，故为治产妇乳汁不下，乳痛的常用穴。

天宗：本穴位于肩胛冈下窝的中央，对应选穴法。

【临床应用】

1. 乳汁少　加少泽，根据虚实的不同，分别采用相应的迎随补泻法。虚证再加足三里、气海；实证再加合谷、太冲。

2. 乳痈 此病乃胃热肝郁，火毒凝结而致。针刺用泻法。在未成脓时，选取阿是穴，隔蒜泥灸，若已成脓可用火针点刺，加拔罐吸脓法。

3. 乳癖 是指妇女乳房部常见的慢性良性肿块，以乳房肿块和胀痛为主症，好发于中青年女性。基本病机多为气滞痰凝，冲任失调所致。以本方为主疏调经气，配三阴交、丰隆、关元以加强健脾化痰、调理冲任之功。

【备选方】

1. 膺窗、腕骨、肩井、光明。用平补平泻法。
2. 屋翳、足三里、膻中。用平补平泻法。
3. 耳针法：内分泌、胸、乳腺、肝、胃。毫针刺中等刺激，或王不留行籽贴压。

三、胁肋部病证处方

【组成】 期门　支沟　阳陵泉　内关　太冲　相应夹脊穴

【功能】 疏肝理气，通络止痛。

【操作】 针刺用泻法，或针灸并用。

【主治】 胁痛，蛇丹。

【方义】 气滞血瘀，血虚失运，闪挫扭伤，湿毒内侵，皆可导致胁肋部疼痛。

期门：局部作用与疏肝理气作用相结合。

支沟、阳陵泉：同属少阳，同名经相伍，此二穴常为治疗胁肋诸疾之对穴。

内关、太冲：同属厥阴，同名经相伍，此二穴亦为治疗胁肋诸疾的常用对穴。

相应夹脊穴：西为中用。

【临床应用】

1. 肋间神经痛 加相应夹脊穴。

2. 蛇丹 加局部刺络拔罐，以疏通局部气血；加合谷、大椎以泄热止痛。

3. 胆囊炎 加肝俞、胆俞、日月以疏肝理气；加阴陵泉以利湿清热。

【备选方】

1. 外关、丘墟、日月、阿是穴。针用平补平泻法。
2. 支沟、外丘、期门、日月。针用平补平泻法。

四、上腹部病证处方

【组成】 内关　足三里　运中气穴

【功能】 调和脾胃。

【操作】 用平补平泻法，或根据病机虚实之不同而采用相应的补法或泻法。

【主治】 脘腹胀满疼痛，嘈杂似饥，呕吐吞酸，不思饮食。

【方义】 上腹为脾胃之分野。因此上腹病基本是脾胃之病。脾胃之病的由来，有自身病者；有肝胆之疾引发者；有肾阳虚导致者；亦有是胸痹心痛而反应在上腹的。临床之时不可不辨。由于病机的不同，上述的临床表现亦各有侧重。

内关：手厥阴心包经历络三焦。

足三里：《四总穴歌》："肚腹三里留。"足三里对上腹部的治疗范围，当在两脾经之间。

运中气穴：运中气穴有两组，中气法Ⅰ包括中脘、巨阙、下脘、梁门，中气法Ⅱ包括中脘、不容、太乙，两组腧穴均为于胃的体表投影处，两组可交替使用，以复脾胃升降之用，使气机顺畅，清阳得升、浊阴以降，中气得复，脾胃健运。

【临床应用】

1. 胃脘疼痛　加脾俞、胃俞、上巨虚、下巨虚俞募配穴、同经配穴，增强通经止痛之效。

2. 恶心呕吐　在上述处方中本着先远后近的原则针刺。即先刺足三里，得气后稍候片刻，再针内关，嘱患者深呼吸时行提插捻转缓急止痛；最后针运中气穴。内关治恶心呕吐效果突出，如先针内关，本来的恶心会转为呕吐；本来呕吐不重，针内关后呕吐会加重。而采用本法则可避免上述情况。为加强作用，内关常分别与间使、大陵等相配。严重者可用素髎、水沟。

【备用方】

1. 上脘、下脘、公孙、太白。用平补平泻法。

2. 建里、脾俞、胃俞。用平补平泻法。

五、中腹部病证处方

【组成】天枢　神阙　气海　下巨虚

【功能】疏调肠腑。

【操作】神阙隔姜灸，其他穴毫针平补平泻法。

【主治】绕脐疼痛，泄泻。

【方义】饮食失节，寒热湿邪内侵，蛔虫等皆可导致小肠功能失调而致脐部疼痛。

天枢：足阳明胃经穴，位于脐旁2寸处，为大肠募穴，针刺直接调理肠腑，理气止泻。

神阙、气海：任脉经穴，任脉直穿脐中线，此穴为生命之根蒂，真气之所系，隔姜灸能温通经脉，理气止痛，配气海效果更佳。

下巨虚：小肠下合穴，配大肠募穴天枢，通调肠腑，止痛，止泄。

【临床应用】

1. 泄泻　加阴陵泉、足三里以健脾止泄。

2. 虫积　加四缝、百虫窝，二穴主治虫积而致绕脐疼痛，针药并用，排虫效果好。

3. 湿热者　加内庭针刺泻法。

4. 肾虚者　肾俞、命门，针刺补法加灸。

【备选方】

1. 神阙、下脘、关元、足三里。神阙用灸法，他穴用平补平泻法。

2. 肓俞、水分、阴交、曲泉。平补平泻法。

六、小腹部病证处方

【组成】中极　关元　膀胱俞　归来　三阴交

【功能】调理冲任，通利小便。

【操作】平补平泻法，或加灸。

【主治】痛经，尿闭，泌尿系感染。

【方义】小腹部病证，以生殖、泌尿系统疾病多见。冲任不调是妇科病的基本病理机转。肾与膀胱的气化不足，或湿热下注，是泌尿系统病的基本病机。

中极、膀胱俞：中极为膀胱募穴，居脐中直下4寸处，同膀胱俞合用，为俞募配穴法，直接疏利膀胱气机，治尿闭、尿急、尿频、尿痛。

关元：任脉经穴，居小腹部。腧穴所在，主治所在，又具补元益肾之功。

归来、三阴交：归来为足阳明胃经穴，三阴交为脾经穴，二穴合用健脾利水，助膀胱气化；配关元通胞脉而调利气血，治生殖病。

【临床应用】

1. 生殖系病证　加胞宫七穴。胞宫七穴包括中极，子宫Ⅰ（在下腹部，脐中下4寸，前正中线旁开1.5寸，左右各一），子宫Ⅱ（在下腹部，脐中下4寸，前正中线旁开3寸，左右各一），子宫Ⅲ（在下腹部，脐中下3寸，前正中线旁开3寸，左右各一），共七穴，位于生殖泌尿器投影处，可调节生殖泌尿系功能。针刺时向会阴部斜刺1.0~1.5寸，中极穴施以提插捻转法使针感传至会阴部，其余腧穴要求局部有酸胀感。可与净府五穴轮替使用，减少耐受性。净府五穴包括曲骨、曲骨Ⅰ（在下腹部，耻骨联合上缘前正中线旁开1.5寸，左右各一）、曲骨Ⅱ（在下腹部，耻骨联合上缘前正中线旁开3寸，左右各一），共五穴。曲骨为"任脉、足厥阴之会"，此组穴位于泌尿生殖器体表投影处，可调节膀胱气化功能，针刺时向下斜刺45°~60°，施提插捻转法使针感向会阴窜行，留针同时配合弩法，即以患者内衣顺势按压针身，可加强针感。若痛经去膀胱俞，加地机、至阴针刺，灸中极、归来，通经止痛。

2. 泌尿系病证　加净府五穴，调节膀胱气化功能。若尿闭去归来，加气海、阴陵泉，秩边透水道，以利膀胱气机；若感染出现尿频、尿急、尿痛，去归来，加阴陵泉、行间针用泻法。

【备选方】

1. 次髎、三阴交、秩边透水道。根据胖瘦不同，针刺秩边透水道的深度在2~3寸之间，应微向上向内斜45°，针感放射至小腹部或会阴部为佳。

2. 合谷、太冲、次髎、大赫。针用平补平泻法。

七、前阴部病证处方

【组成】三阴交　中极　太冲　次髎

【功能】调和前阴经气。

【操作】针用泻法为主。或针灸并用。

【主治】带下，阴部湿疹，阴痒，疝气。

【方义】湿热下注是带下病、阴部湿疹、阴痒的基本病机，有"诸疝皆属于肝"之说，故疝气与肝经失调密切相关。

三阴交：脾经穴，为足三阴经交会穴。针刺用补法能健脾养血，针用泻法能活血化瘀。主治男、女泌尿生殖系统疾患，尤其对月经过多、子宫出血、闭经、阴茎痛、遗尿、遗精、早泄、膀胱炎、前列腺炎、尿道炎、淋病等为常用穴。

中极：膀胱募穴，位于小腹，配三阴交，既可健脾祛湿止痒，治湿疹、带下、阴痒；同时亦可调理冲任而治疗月经病。

太冲：肝经原穴，原穴既可补虚又可泻实，配三阴交能健脾益肝养肾，配中极用泻法清利下焦湿热。

次髎：膀胱经穴。配膀胱经募穴中极、脾经穴三阴交能助膀胱气化，清热利湿。临床上为治前阴部病证的常用有效穴。

【临床应用】

1. 外阴瘙痒 就其病机而言，一是肝经湿热下注导致，瘙痒而有渗出液；二是阴虚血燥而成，以局部干痒、焮红、夜间更甚为特征，多见中老年人。前者加刺行间、蠡沟以清肝经湿热。后者应补太溪，血海、膈俞、神门以滋阴养血止痒。

2. 疝气 加刺大敦、归来、中都；灸百会、中脘。

【备选方】

1. 耳针法：肾、脾、内生殖器、外生殖器、皮质下、交感。每次选2~3穴，毫针刺用中等刺激，留针30分钟，或用揿针埋藏或用王不留行籽贴压。

2. 穴位埋线法：曲骨透横骨、关元透中极、带脉透维道。每次选两组穴位，依法埋入羊肠线2~3cm长，20天后再埋植1次。

第五节 项背腰骶部病证处方

手阳明经筋"夹脊"。

足少阴经"贯脊"。足少阴络脉"贯腰背"。足少阴经筋"循膂内夹脊，上至项"。足少阴经别"系舌本，复出于项"。

足太阴经筋"内者着于脊"。

足阳明经筋"上循胁，属脊"。

足太阳经"下项，循肩髆内，夹脊，抵腰中""从腰中，下夹脊"。

足太阳经别"从膂上入于项"。

足少阳经筋"后者结于尻"。

督脉"并于脊里"。

带脉"当十四椎，出属带脉"。

一、项部病证处方

【组成】后溪　金门　风池　颈夹脊

【功能】调和经气。

【操作】用平补平泻法。颈夹脊穴的操作可有如下方法：①盘龙法，左右两侧分别用奇数和偶数针刺；②依次排刺法；③双侧排刺法，即首先按标准方法针刺，然后在斜方肌的外侧与标准的夹脊穴相平处再针刺两排，亦可与盘龙法相结合。针刺深度，以刺至横突为准。

【主治】颈项强直、颈项疼痛等病证。

【方义】风寒之邪壅遏太阳，项部气血郁阻不通，扭伤，睡姿不当，皆可导致项部疮痛或活动受限。

后溪、金门：分属手足太阳经，足太阳经至项，手太阳交会于大椎穴。经脉所过，主治所在。

风池：散风作用与局部作用相结合。

颈夹脊：疏通局部气血。

【临床应用】

1. 落枕 加外劳宫、中渚、手三里、外关，先刺患者疼痛明显一侧的手三里和外关，后刺另一侧外劳宫和中渚，用运动行针法：边捻转边令患者活动项部。将风池、颈夹脊改为阿是穴。阿是穴可用阻力针法与多向刺法（即鸡足刺法）相结合使用。

2. 颈型颈椎病 在原方的基础上可加合谷、天窗、天牖等穴。

3. 感冒 可去金门、颈夹脊，改用外关、曲池等。并根据不同临床表现而随症配伍。

4. 高血压 此方适用于高血压之项部强痛不适者。临床可分多种证型，如阴虚阳亢者加三阴交、太冲；痰浊者加丰隆、阴陵泉。

【备用方】

1. 外关、悬钟、养老、跗阳。用平补平泻法。

2. 天窗、扶突、肩中俞、肩外俞、大椎、风府。用平补平泻法。

二、背部病证处方

【组成】养老 承山 肺俞 心俞 厥阴俞 身柱 膈俞

【功能】调和经气。

【操作】背俞穴呈45°进针向内斜刺，一直刺到脊椎，然后采用捻转之法，使局部酸胀，或沿肋间神经向胸前传导。还可以用拔罐法和走罐法。

【主治】脊背疼痛，酸胀。

【方义】从生理学和解剖学角度看，胸椎的活动范围小于颈椎和腰椎。所以诸如胸椎骨刺等类的疾病较少出现。而心脏、肺脏、胆囊的疾患常导致背部疼痛，临证切当详审。

养老、承山：同属太阳，手足太阳在睛明处相接。二穴相配，疏通背部气机。

肺俞、心俞、厥阴俞、身柱、膈俞：疏通背部气机。

【临床应用】

1. 冠心病 去养老、身柱。加内关、郄门、膻中。

2. 背肌疼痛 条口透承山，背部加用拔火罐，明显痛处用阻力针法。

【备用方】

1. 内关、太冲、条口透承山、大椎。用平补平泻法。

2. 陶道、神堂、至阳、照海。用平补平泻法。

三、腰部病证处方

【组成】 水沟 后溪 委中 腰痛穴 阿是穴

【功能】 调和经气。

【操作】 平补平泻法。

【主治】 腰扭伤，腰痛，腰椎病。

【方义】 风寒湿之邪内侵，久劳久坐，肾气不足皆可引起腰部气机阻滞而致腰痛。

水沟：督脉贯脊是治疗腰骶疼痛的常用穴。

后溪、委中：二穴同属太阳，手足太阳在睛明处相接，属同名经相配。

腰痛穴：治腰痛之经外奇穴。

阿是穴：在自觉痛点、压痛点、活动痛点处予以针刺。以痛为腧，疏通局部气机。

【临床应用】

1. 腰肌劳损、扭伤 水沟穴的刺法，可以微向上斜刺，拇指向前捻转，使针体微有阻力，再行雀啄术。也可以在人中沟的外侧进针，通过水沟穴，使针尖在人中沟的另一侧透出，然后施以捻转手法，并令患者活动腰部，即所谓运动行针法。还可在局部阿是穴用刺络拔罐法。可用5号注射器针头，刺入0.2～0.3寸，连刺2～3个点，然后再拔火罐，令其出血。根据疼痛部位的大小，每次施用2～4罐为宜。当然，有出血疾病者禁用此法。腰部穴的针刺深度应适当加深，肥瘦一般的人可刺2.5～3寸之间。但肾俞及肾俞以上的腧穴不宜采用这样的深度。还可以针刺腹部：在腹部找准与腰部最痛点的对应点，浅刺后用捻转法，使腹部产生较强的针感。

2. 肾小球肾炎、肾盂肾炎 治疗腰部酸痛时可在肾的体表投影处用夹脊穴或背俞穴，不要仅局限于肾俞、志室等穴。这些穴针感不宜过强，用灸法、温针灸、针罐法也可以。关于整体治疗此处不再介绍。

【备用方】

1. 条口透承山、天柱、命门、气海俞。用平补平泻法。

2. 合谷透后溪、肾俞、志室、大肠俞。用平补平泻法。

四、尻部病证处方

【组成】 水沟 风市 承山 次髎

【功能】 调和经气。

【操作】 平补平泻法。次髎穴，应针刺至骶骨的前缘为宜，要想刺准骶后孔，应该熟悉解剖学的知识。要想达到这样的目的，对于肥瘦一般的人针刺深度应不少于1.5寸。

【主治】骶尾骨部位的疼痛。

【方义】尻部疼痛有一部分与腰痛的病机相一致。另一部分是由生殖、泌尿系统疾病所引起，诸如前列腺炎、痛经等。

水沟：督脉所过。

风市：足少阳经筋结于尻。

承山：属足太阳膀胱经，"足太阳，循脊下尻"，经络所过，主治所在。

次髎：局部取穴。

【临床应用】

1. 尾骨尖痛　加兑端。有时单用此穴即可获效，属下病上取法。

2. 泌尿、生殖系统疾病　参考小腹部处方。

【备用穴】

1. 合阳、会阳、合谷透后溪。用平补平泻法。

2. 长强、次髎、条口透承山。用平补平泻法。

第五章 对症处方 ▷▷▷▷

经穴是经络上的一点。某个腧穴对于它所隶属的经脉而言，在主治上有它共性一面。如足阳明胃经上的腧穴基本上都能治疗胃脘痛。二是任何腧穴都有它特异性的一面。这种特异性又可分为两种情况：一是主治的侧重，如治胃脘痛的穴位虽然很多，但以足三里为最好。二是某些穴的主治有突破本经其他各穴主治共性的一面。如合谷有开闭的作用，能治疗尿闭、经闭等证。

下面所述对症选穴法都是从腧穴主治特异性角度选出来的。这些处方，可单独使用，但是更多的情况下只是基础方，应随病位的不同，病机的不同，兼症的不同，结合脏腑辨证处方和按部辨证处方再予以适当化裁配伍。

一、开窍醒神方

【组成】水沟　十二井　太冲　合谷

【功能】开窍醒神。

【操作】用泻法。水沟用雀啄法，以眼球湿润或流眼泪为佳。十二井用点刺出血法。但不必悉用，每次选 2~3 穴即可，每个点的出血量不应少于 5~10 滴。

【主治】昏迷。

【方义】本症见于诸多疾病之中。或为阳热充盛，壅闭心窍；或为气机逆乱，神明无主所致。

水沟：属督脉，调阳气，开窍通闭而复神明。

十二井：通三阴三阳。放血可使邪热随血而泻。

太冲：肝经原穴，肝经上颠，泻太冲以平上亢之风阳。

合谷：与太冲合称四关，原原相配，解郁利窍，疏调一身气机。

【临床应用】

1. 高热　加背部走罐或在大椎刺络拔罐以泻其热。

2. 中风　加内关、三阴交以滋阴潜阳，醒神开窍。

3. 痰涎壅盛　加丰隆以祛痰。

【备选方】

1. 印堂、四神聪透百会、大椎、风府。用泻法。

2. 内关、水沟、十宣、涌泉。用泻法。

二、退热方

【组成】大椎　曲池　外关　背部走罐

【功能】退热。

【操作】用泻法，大椎用刺络拔罐法。

【主治】高热。

【方义】高热为实证，正邪相争之故。

大椎：属督脉，督脉为阳脉之海，为诸阳经交会穴，纯阳主表，适用于各种热证，又为清热解毒之效穴。刺络出血更强退热之功。

曲池：肺与大肠相表里，肺主皮毛，根据表里经选穴法原理，此穴为解表清热之常用穴。

外关：通阳维脉，阳维主一身之表，亦为解表退热要穴。

背部走罐：背部为足太阳分布区，太阳主表，此法退热迅速。

【临床应用】

1. 咽喉肿痛　加少商、商阳、鱼际以泻肺热，消肿止痛。

2. 寒热往来　加间使、外关以和解少阳。

【备选方】

1. 陶道、合谷、风池、大杼。用泻法。

2. 尺泽、合谷、大椎、十宣。用泻法。

三、止搐方

【组成】水沟　筋缩　阳陵泉　太冲　合谷

【功能】息风止搐。

【操作】用泻法。水沟用雀啄术与捻转泻法相结合。

【主治】抽搐。

【方义】突发性抽搐可见于高热，癫痫及多种脑病。

水沟：开窍止搐。

筋缩：穴名即指本穴有治抽搐之用。

阳陵泉：筋会，疏筋止搐。

太冲：肝经上颠，泻太冲以平上僭之风阳。

合谷：与太冲原原相配，合称四关，醒神止搐。

【临床应用】

1. 高热　加大椎刺络拔罐或背部走罐法以泻其热。

2. 癫痫　加丰隆化痰，以治其术。

【备选方】

1. 印堂、风府、后溪、涌泉。用泻法。

2. 风池、合谷、申脉、后溪。用泻法。

四、固表止汗方

【组成】合谷　复溜　大椎　气海　足三里

【功能】固表止汗。

【操作】用补法。

【主治】自汗，伴神疲乏力等症。

【方义】本病乃卫阳不固，气不摄津所致。

合谷：对汗证有双向调节作用，用补法，可固表止汗。

复溜：穴名即指本穴治疗汗证，具双向调节作用，既发汗又止汗。既可用于高热汗出，又可用于气虚自汗，还可用于阴虚盗汗。

大椎：纯阳主表之穴，双向调节作用，在此有固表之功。

气海、足三里：益元补气而摄津。

【临床应用】

1. 心慌气短 加内关、膻中，以补气强心。

2. 易感冒 加灸大椎、足三里，持之以恒，以益气固表。

【备选方】

1. 合谷、阴郄、外关、关元。用补法。

2. 合谷、太溪、三阴交、足三里。用补法。

五、滋阴敛汗方

【组成】复溜 阴郄 神阙 太溪 足三里

【功能】滋阴敛汗。

【操作】用补法或平补平泻法。太溪穴于内踝后的胫后动脉前缘浅刺 0.2~0.3 寸，微微雀啄，使针感传至足底。神阙可用灸法或拔罐法。

【主治】盗汗，伴午后潮热，心烦失眠，手足心热等症。

【方义】盗汗以肺肾阴虚为主，亦有宿食停滞者。

复溜、阴郄：复溜属肾经，阴郄属心经，二穴均有治疗阴虚盗汗的作用，同名经配穴，更具滋阴敛汗之功。

神阙：阴虚盗汗之有效穴，通过补真气而滋阴扶正。

太溪：足少阴原穴，滋肾阴以治本。

足三里：益气血之源，阳中求阴。

【临床应用】

1. 肺痨 加膏肓，古有膏肓灸法，专治肺痨，盗汗为其中症状之一。

2. 宿食 加下脘、璇玑、四缝，消宿食以治其本。

【备选方】

1. 三阴交、太溪、神门、通里。气海用补法。

2. 后溪、大椎、三阴交、关元。用补法。

六、降血压方

【组成】人迎 曲池 三阴交 足三里 风池

【功能】降血压。

【操作】针感宜轻，宜适当久留针。

【主治】高血压。

【方义】肝阴不足，肝阳上亢为本病的基本病理机转。

人迎：降血压之经验穴，西为中用。

曲池：降血压之经验穴，可养血、活血。

三阴交：肝脾肾三经交会穴，为精血之穴，在此滋阴潜阳。

足三里：有单用本穴治疗高血压者。

风池：息风止眩，疏解太阳、少阳经经气，以治项强。

【临床应用】

1. 眩晕者　加四神聪透百会，局部作用，以止眩晕。

2. 失眠者　加神门、安眠以养心安神。

3. 心烦不宁者　加四神聪透百会、内关以清心除烦。

【备选方】

1. 百会、丰隆、阴陵泉、中脘、内关。用平补平泻法。
2. 风池、太溪、三阴交、太冲。用平补平泻法。

七、清热明目方

【组成】太阳　耳尖　风池　行间

【功能】清热明目。

【操作】太阳、耳尖三棱针点刺放血，他穴用泻法。

【主治】目赤肿痛。

【方义】郁热上扰、感受时邪为本病的基本病机。

太阳、耳尖：点刺放血，清热泻火。

行间：目为肝之窍。行间为肝经荥穴，擅清肝经郁热。

风池：散风明目，治目疾之常用穴。

【临床应用】

头胀痛　加天柱疏风泄热明目。

【备选方】

1. 瞳子髎、上星、商阳、太冲。用泻法。
2. 丝竹空、行间、三间、内庭。用泻法。

八、治鼻衄方

【组成】上星　囟会　合谷　血海

【功能】泄热止衄。

【操作】用泻法。

【主治】鼻衄。

【方义】肺胃蕴热，充斥鼻窍，络脉损伤为本病之基本病机。

上星、卤会：属督脉，督脉为阳脉之海，行于鼻，二穴同经相配泄热凉血。

合谷：手阳明经既与手太阴经相表里，又与足阳明胃经相接于鼻旁，且本穴为泄热要穴，功能与循经相兼并用。

血海：擅治血证，配合谷清热凉血。

【临床应用】

1. 干咳少痰 加鱼际以泻肺热。

2. 口臭口渴 加内庭以清胃火。

3. 烦躁易怒，头痛 加太冲清肝解郁，引血下行。

【备选方】

1. 迎香、印堂、孔最、三间、风池。用泻法。

2. 上星、迎香、印堂、曲池。用泻法。

九、启闭开音方

【组成】廉泉　哑门　通里　合谷

【功能】调心启喉。

【操作】用泻法。

【主治】暴瘖。

【方义】暴瘖指突然不能言语，责之于心，属郁证范畴，类似于西医学神经官能症中的癔症性失语。

廉泉、哑门：前后配穴法，疏通局部气机。

通里：手少阴经经别走喉咙，且言为心声。

合谷：手阳明经别上循喉咙，且具开闭之功。

【临床应用】

经久不愈者 加内关、太冲。以疏肝、行气、醒神。

【备选方】

1. 神门、天突、间使、内庭、风府。用泻法。

2. 廉泉、扶突、照海、太溪、商阳。用泻法。

十、止涎方

【组成】承浆　廉泉　地仓　合谷

【功能】摄津收涎。

【操作】口唇周围穴用捻转法，以局部酸胀为准。

【主治】流涎。

【方义】唾为肾液，偏稀，从口之正中流出；涎为脾液，偏稠，从口角处流出。正常者不溢出口腔。若溢出口腔者，常将二者泛称流涎。

承浆：属任脉，任脉络口唇，其穴名即有治疗流涎之意。通调局部气机，协调阴阳而强双唇收摄之功。

廉泉：亦属任脉，穴名即指本穴有摄津收涎之用。

地仓：局部取穴。

合谷：手阳明经通上唇；足阳明经通下唇，手足阳明经相通。加强双唇收摄能力。

【临床应用】

宿食内停者　加四缝、下脘以消宿食。

【备选方】

1. 口禾髎、夹承浆、中封、公孙。用平补平泻法。

2. 地仓、颊车、三间、陷谷。用平补平泻法。

十一、解语方

【组成】天突　商丘　照海　劳宫　阳溪

【功能】利咽启喉。

【操作】商丘、照海、劳宫等远端穴可用运动行针法。即边行针边令患者做发音或吞咽动作，亦可令患者在行针的同时慢饮温水。

【主治】构音障得，吞咽困难。

【方义】本方主要用于中风病所致者。

天突：近取法。

商丘：咽部为脾经经别所达之处。

照海：喉咙为肾经所达之处。

劳宫：手厥阴经别出喉咙，为治疗本病的经验穴。对于咽喉部各种症状皆有效。

阳溪：手阳明经别上循喉咙，为本经选穴法。

【临床应用】

应与中风病的处方结合应用。

【备选方】

1. 廉泉、大椎、涌泉、合谷。用泻法。

2. 风池、翳风、少府、陷谷。用泻法。

十二、除口臭方

【组成】劳宫　金津　玉液　内庭

【功能】清胃热。

【操作】金津、玉液用三棱针或员利针点刺。他穴用泻法。

【主治】口臭，伴口干、口渴等。

【方义】胃热内蒸为本病的基本病理机转。

劳宫：经验穴。尤对口臭疗效突出。

金津、玉液：穴名证明其功能。既治口干口渴，又治口臭。

内庭：胃经荥穴，擅清胃热。

【临床应用】

1. 兼便秘者 加支沟、丰隆、左五枢、左维道以通便泄热。

2. 口干口渴 阳池、三阴交、足三里滋阴清热。

【备选方】

1. 内庭透里内庭、支沟、合谷。用泻法。

2. 海泉、龈交、厉兑、三间。用泻法。

十三、治梅核气方

【组成】天突 劳宫 列缺 照海

【功能】理气利咽。

【操作】用运动行针法，边捻转边让患者吞咽唾液或饮水。

【主治】梅核气。

【方义】本病属郁证范畴。类似于西医学的神经官能症。

劳宫：开胸顺气，经验效穴。

天突：局部作用，理气利咽。

列缺、照海：八脉交会穴配穴法，"列缺任脉行肺系，阳跷照海膈喉咙"。

【临床应用】

1. 有痰者 加丰隆、阴陵泉以化痰。

2. 肝郁者 加内关、太冲以疏肝解郁。

【备选方】

1. 大椎、天突、廉泉、太溪。用泻法。

2. 哑门、翳风、太冲、涌泉。用泻法。

十四、平喘方

【组成】肺俞 定喘 膻中 孔最

【功能】理肺平喘。

【操作】肺俞、定喘刺络拔罐法，他穴平补平泻法。

【主治】哮喘。

【方义】本病以肺气不利，宣发肃降功能失调为主要病理机转。

肺俞、定喘：定喘为治哮喘的经外奇穴，配肺俞调节肺宣发肃降的功能。

膻中：气会，肺主气，调气平喘止咳。穴处又为宗气之所居，调宗气以利肺之宣发肃降。

孔最：本经选穴，通利肺气。

【临床应用】

1. 外感 加大椎、风门、合谷以解表祛邪。

2. 痰湿 加丰隆、阴陵泉以祛痰。

3. 阴虚 加三阴交、太溪以滋阴润肺。

4. 肝火灼肺 加合谷、太冲以清肝泻火。

5. 肾不纳气　加气海、关元、肾俞补肾纳气。

【备选方】

1. 孔最、列缺、中府、膏肓。用平补平泻法。
2. 风门、天突、丰隆、尺泽。用平补平泻法。

十五、降逆止呃方

【组成】翳风　中脘　内关　足三里　公孙

【功能】降逆止呃。

【操作】平补平泻法。

【主治】呃逆不止，或兼胃脘隐痛，绵绵不休，倦怠纳少。

【方义】本病的基本病机是胃气夹膈气上逆。

翳风：止呃逆之经验穴，穴处有膈神经与迷走神经，西为中用。

中脘：为胃募，和胃降逆。

足三里：升清降浊，调理脾胃之中坚。

公孙、内关：八脉交会穴，擅治胃心胸诸疾。

【临床应用】

因情志不畅诱发者　加太冲、阳陵泉疏肝解郁。

【备选方】

1. 天突、间使、梁门、内庭。用平补平泻法。
2. 膻中、膈俞、建里、太冲。用平补平泻法。

十六、治霍乱方

【组成】委中　曲泽　足三里　中脘

【功能】和胃理肠。

【操作】用泻法，委中、曲泽用刺络放血法。

【主治】急性吐泻，脘腹疼痛。

【方义】本病由感受外邪，饮食不洁，或暴饮暴食，伤及胃肠，胃失和降，肠腑传导失常所致。

委中、曲泽：刺血使外邪随血而去。

足三里、中脘：和胃理肠。

【临床应用】

1. 兼发热者　加曲池、大椎以清热。曲池具解热理肠双重作用。

2. 呕吐严重者　加间使与内关同经组合。或在心包经、胃经、背部刮痧。

3. 元气已伤　加气海、关元、神阙，用补法或灸法，大补元气。

【备选方】

1. 上巨虚、建里、胃俞、金津、玉液。用泻法，金津、玉液用刺血法。
2. 下巨虚、下脘、大横、尺泽。用泻法，尺泽用刺血法。

十七、逍遥方

【组成】三阴交 神门 太冲 合谷 内关

【功能】疏肝解郁。

【操作】用泻法。

【主治】精神忧郁，烦躁不宁，伴有头晕神疲，失眠，食欲不振。

【方义】肝郁不舒，心脾两虚为本病的主要病机。

三阴交、神门：健脾养血，宁心安神。

太冲、合谷：合称"四关穴"，有启闭解郁之功。

内关：属手厥阴心包经，手厥阴与足厥阴为同名经，在天池处相接，有"心胸内关谋"之名句，故该穴为疏肝解郁之要穴。

【临床应用】

1. 胸胁胀满者 加支沟、阳陵泉标本同治。

2. 食欲不振者 加公孙，公孙配内关为八脉交会穴之一，擅治胃心胸疾患。

【备选方】

1. 丘墟、间使、行间、印堂。用泻法。

2. 神庭、侠溪、劳宫、大陵。用泻法。

十八、利尿方

【组成】秩边透水道 中极 次髎 三阴交 合谷 太冲 净府五穴

【功能】通利膀胱。

【操作】根据病机虚实不同而采用相应的补法或泻法。中极穴以70°～80°向下斜刺为宜，这样可更利于气至病所。针刺次髎针尖宜微向下，以顺应骶后孔的解剖结构。秩边透水道应向上向内斜刺，透向水道，深度在5～6寸之间，此二穴针感可有局部酸胀，若至小腹或会阴部更佳。净府五穴针刺时向下斜刺45°～60°，施提插捻转法使针感向会阴窜行，留针同时配合弩法，即以患者内衣顺势按压针身，可加强针感。

【主治】尿闭。

【方义】病因病机不一，虚实不同，但病位均在膀胱与肾。

秩边透水道：为治疗前列腺肥大导致的尿闭或尿失禁的经验穴。

中极：膀胱募，近取法。

次髎：局部作用。

三阴交：足三阴交会穴，调理肝脾肾气机，通治小腹病。

合谷、太冲：开闭，调节肝主疏泄的功能。

净府五穴（组成、定位见小腹部病证处方）：膀胱生殖器体表投影处，调节膀胱疏利气化功能。

【临床应用】

1. 兼白浊者 属肾虚者加补肾俞以补肾。属湿浊者加阴陵泉、蠡沟以利湿浊。属气虚者加足三里、气海以补气固摄。

2. 兼尿道涩痛者 加血海，蠡沟以清热凉血、清利湿热。

【备选方】

1. 曲骨、水道用泻法，肾俞、太溪用补法。

2. 关元、膀胱俞、中封、太溪。用泻法。

十九、止遗尿方

【组成】中极　三阴交　神门　净府五穴

【功能】缩泉止遗。

【操作】先排空小便再行针刺。中极用灸法，亦可用阿托品穴位注射法。净府五穴向下斜刺 45°～60°，施提插捻转法使针感向会阴窜行，留针同时配合弩法，即以患者内衣顺势按压针身，可加强针感。他穴均用补法。

【主治】遗尿。

【方义】病位在肾与膀胱。以肾气不足，膀胱气化失司为基本病机。

中极：局部作用，调补膀胱气化功能。

三阴交：小腹三阴交，通治小腹诸疾。

神门：心之原穴，调心神而治遗尿。

净府五穴（组成、定位见小腹部病证处方）：膀胱生殖器体表投影处，调节膀胱疏利气化功能。

【临床应用】

1. 纳少消瘦，兼脾胃不足者 加足三里，补后天而益先天。

2. 肥胖而兼痰湿者 加阴陵泉、中脘以健脾化湿。

【备选方】

1. 水道、曲骨、内关、会阴。用补祛。

2. 次髎、肾俞、大陵、关元。用补法。

二十、固精方

【组成】关元　大赫　三阴交　太冲　净府五穴

【功能】固肾涩精。

【操作】以灸法为宜，亦可针用补法。关元宜向下呈 70°～80°斜刺，针感至阴茎为好。净府五穴向下斜刺 45°～60°，施提插捻转法使针感向会阴窜行，留针同时配合弩法，即以患者内衣顺势按压针身，可加强针感。

【主治】遗精，阳痿，早泄，性功能减退等。

【方义】本证属肾精亏损，气血不足，阴阳俱虚为本，亦有阴阳偏盛偏衰之不同。而肝之功能失调又为重要病机。

关元：培补元气，补先天之阳气。

大赫：治遗精之经验穴。

三阴交：肝脾肾三经交会穴，调补肝肾以固精。

太冲：肝经环绕阴器，本穴又可调肝之疏泄功能。

净府五穴（组成、定位见小腹部病证处方）：膀胱生殖器体表投影处，调节生殖系统功能。

【临床应用】

1. 郁闷不舒、精神紧张者 加合谷、内关以疏肝理气。

2. 梦遗者 加内关、神门以清心安神。

3. 形体肥胖，脉滑苔腻者 加阴陵泉、丰隆、中脘以利湿化痰。

【备选方】

1. 神阙、气海、中封、内关。神阙用灸法，他穴用补法。

2. 关元、肾俞、横骨、曲泉。关元用补法。

二十一、止利方

【组成】天枢　关元　足三里　上巨虚

【功能】理肠止泄。

【操作】用平补平泻法加灸法，或根据病机虚实不同而选用相应的补法或泻法。

【主治】泄泻。痢疾，慢性结肠炎。

【方义】以上各病证病机不同，表现不同，但同属肠病。

天枢：大肠募，调理大肠气机。

关元：小肠募，调理小肠气机，又能温肾以健脾，局部作用与功能作用双关之穴。

足三里："大肠、小肠皆属于胃"。

上巨虚：大肠下合穴，"腑病取合"。与足三里属同经配穴法，适用于各种胃肠病。

【临床应用】

1. 兼发热者 加合谷、曲池标本同治。

2. 噤口痢 加背部走罐，在痧点处再行刺络拔罐以强祛邪开闭之功。

3. 兼脱肛 加百会用补法，或用隔姜灸法，以提补阳气。

【备选方】

1. 大横、神阙、阴陵泉。神阙用灸法，他穴用平补平泻法加灸法。

2. 气海、腹结、水分。用平补平泻法加灸法。

二十二、化痔方

【组成】阿是穴（腰骶部反应点、痔核）　二白　承山

【功能】消肿止痛。

【操作】腰骶部紫红点以三棱针挑刺出血。再在紫红点周围点刺2～3点，然后拔火罐。痔核处用火针点刺。

【主治】痔疮。主要治疗其红肿、热痛和出血。

【方义】本病为热毒炽盛或局部气血瘀阻而致。

腰骶紫红色点：清热解毒，经验穴。

痔核：局部作用。

二白：治痔疮之经外奇穴。

承山：足太阳经别别入于肛。

【备选方】

1. 承筋、委中、长强。用泻法。

2. 孔最、飞扬、次髎。用泻法。

二十三、调经方

【组成】三阴交　次髎　胞宫七穴

【功能】调冲任，理月经。

【操作】令患者排空小便再行治疗。用平补平泻法。次髎宜微向下斜刺，以顺应骶后孔的解剖结构，以刺至骶后孔的前面，使局部酸胀或使针感至会阴为宜。胞宫七穴向会阴部斜刺 1.0～1.5 寸，其中中极穴施以提插捻转法使针感传至会阴部，其余腧穴要求局部有酸胀感。

【主治】月经先期，月经后期，先后不定期，痛经，经闭，崩漏，月经过多，月经过少等。

【方义】冲任不调是其基本病理机转。

三阴交：通治各种月经病。

次髎：局部作用，通治各种月经病。

胞宫七穴（组成、定位见小腹部病证处方）：为生殖泌尿器投影处，可调节生殖泌尿系功能。

【临床应用】

1. 痛经　加地机、至阴。此二穴治疗痛经作用明显。瘀血者加血海、膈俞以活血化瘀。

2. 月经过多　加隐白。此穴有明显的止血作用。

3. 月经先后无定期　加内关、太冲行气开郁。肝郁不舒为本病常见病机。

4. 月经后期　实证加合谷、太冲行气活血。虚证加太溪，足三里补先后天而益精血之源。

5. 月经前期　气虚者加气海、足三里、百会补气摄血。血热者加血海以清热凉血。

【备选方】

1. 曲骨、肾俞、交信、地机。用平补平泻法。

2. 次髎、归来、中封、太溪。用平补平泻法。

二十四、止带方

【组成】阴陵泉　三阴交　蠡沟　胞宫七穴

【功能】化湿止带。

【操作】先排空小便再行针刺。胞宫七穴向会阴部斜刺 1.0~1.5 寸，其中中极穴施以提插捻转法使针感传至会阴部，其余腧穴要求局部有酸胀感。

【主治】带下证。

【方义】带下证以湿邪为基本病因。但有属寒属热之不同。

三阴交：通治妇科诸疾，有"小腹三阴交"之语。

阴陵泉：功专利水祛湿。

蠡沟：功专利湿止带。

胞宫七穴（组成、定位见小腹部病证处方）：为生殖泌尿器投影处，可调节生殖泌尿系功能。

【临床应用】

1. 湿热者　加合谷、太冲以清热。

2. 寒湿者　加关元以温阳。

【备选方】

1. 曲骨、中封、上髎。用泻法。

2. 白环俞、命门、带脉。用泻法。

二十五、生发方

【组成】阿是穴（脱发区）　血海　三阴交　肝俞　肾俞

【功能】养血和血生发。

【操作】脱发区局部用皮肤针轻度叩刺，其他腧穴针用补法。

【主治】斑秃，脱发。

【方义】发为血之余，精血亏虚，不能濡养毛窍，可见斑秃或脱发。

血海、三阴交：均为脾经腧穴，同经相配以加强行血养血之效。

肝俞、肾俞：肝藏血，肾藏精，精血同源，补之以化生精血，助发再生。

脱发区：局部叩刺以通络生发。

【临床应用】

脂溢性脱发　加阴陵泉、丰隆健脾化痰。

【备选方】

膈俞、太溪、太冲、百会。脱发区局部用皮肤针轻度叩刺，他穴用补法。

二十六、治荨麻疹方

【组成】曲池　合谷　血海　委中　膈俞

【功能】调和营卫，散风止痒。

【操作】针用泻法，风寒束表或湿邪较重者可灸，血虚风燥者只针不灸，补泻兼施。

【主治】荨麻疹。

【方义】本病的病位在肌肤腠理，多与风邪侵袭，或胃肠积热有关。

曲池、合谷：同属阳明，擅于开泄，既可疏风解表，又能调和营卫。故凡营卫不和之瘾疹，不论是外邪侵袭还是肠胃蕴热者用之皆宜。

膈俞、委中、血海：本病邪在营血，膈俞为血之会，委中又名血郄，血海穴名即指本穴功专理血，三穴同用，可调理营血，而收"治风先治血，血行风自灭"之效。

【临床应用】

1. 风邪侵袭者　加外关、风池以祛风。

2. 肠胃积热者　加足三里、天枢清热理肠。

3. 湿较重者　加阴陵泉、三阴交健脾利湿。

4. 血虚风燥者　加足三里、三阴交以养血润燥。

5. 恶心呕吐者　加内关、足三里降逆止呕。

【备选方】

血海、三阴交、合谷、外关、尺泽。用泻法。

二十七、消痤方

【组成】曲池　百虫窝　阿是穴（背部阳性反应点）

【功能】调和营卫，散风止痒。

【操作】阳性反应点：挑刺出血，然后拔火罐。他穴用泻法或平补平泻法。

【主治】痤疮。

【方义】病在皮肤，多由风毒所为，亦有因血燥生风者。

曲池：疏风清热。

百虫窝：治皮肤病之经外奇穴。

背部阳性反应点：清热、散风、解毒。

【临床应用】

1. 皮肤湿疹，有渗出物者　加阴陵泉以化湿。

2. 皮肤干燥而瘙痒者　加太溪、三阴交以养阴。

【备选方】

1. 血海、膈俞、三阴交、合谷、外关。用泻法。

2. 风池、曲池、外关、至阳。用泻法。

二十八、治湿疹方

【组成】大椎　血海　地机　曲池　阳陵泉　阴陵泉　足三里　丰隆

【功能】祛湿散风，活血消疹。

【操作】泻法。大椎针刺后施提插捻转法使局部有明显针感即可出针。足三里向小腿中心方向刺入，使针感沿小腿外侧至足背。曲池向手指方向斜刺，使针感直达腕背甚至食指。余穴局部酸胀即可。

【主治】湿疹。

【方义】湿疹多因风湿热邪为患，病久可见风寒湿邪重者；另加活血穴以增强祛风之力。

大椎：纯阳主表，可以治疗皮肤病，既能助阳散寒，又能清热泻火。对于风湿热三邪为主要致病因素的湿疹，或久病导致风寒湿为主的湿疹均有治疗作用。不留针以求强刺激遗留针感。

足三里、丰隆、阴陵泉：健脾祛湿。

阳陵泉：祛湿清热。

曲池：祛风散热。

血海、地机：活血祛湿。

【临床应用】

1. 风寒湿重者　加倒三角温散寒邪。倒三角位于下腹部，以患者两口角之间的长度为一边，作等边三角形，将顶角置于脐中心，底边成水平线，两底角处取两穴；再以底边为轴向下翻转180°，脐中顶角落点的倒等边三角形的顶点为第三穴。可加温针灸温阳散寒。

2. 风湿热重者　加太冲、行间清胆利湿。

3. 纳食不佳者　加脾俞、胃俞健运脾胃。

4. 大便干结者　加天枢、支沟行气通便。

5. 夜寐欠宁者　加内关、神门安神定志。

【备选方】

曲池、阴陵泉、血海、阿是穴、风市。阿是穴用毫针围刺。

第六章 古方选读 ▷▷▷▷

古人给我们留下了许多宝贵的处方，有不少处方一直沿用至今。从某种程度上说，中医学的继承，就是中医学的发展。本章精选了部分古代处方供学习、参考、提高。

第一节 内科病证处方

一、脾胀方

【组成】 脾俞 太白 足三里

【出处】《针灸甲乙经》。

【功能】 益气健脾，祛湿和胃。

【操作】 针刺用补法。

【主治】 干呕，呃逆，食少，腹胀，便溏，四肢沉重，倦怠乏力。

【方义】《针灸甲乙经》："脾胀者，脾俞主之，亦取太白……五脏六腑之胀，皆取三里。三里者，胀之要穴也。"脾胀指呃逆，四肢躁扰，身体沉重，卧不安等，多由脾虚夹湿，气机阻滞引起脾胃功能障碍，病变在脾胃，关键在于健运脾胃，通调气机。

脾俞：是足太阳膀胱经的背部腧穴，为脾经经气输注于背部之处，主治脾之脏病，有健脾养胃、益气和中的功效。

太白：为足太阴之脉的输土穴，土经中之土穴，又是原穴，有健脾益气、理气化湿的作用。

足三里：是胃经合穴，能疏理胃肠气机，通降胃气，针用补法，具有补中气、健脾胃的作用。

【临床应用】

1. 腹胀重者 加胃俞、中脘、内关加强健胃和中。

2. 肠鸣腹泻 加公孙、大肠俞、三焦俞调和肠腑气机。

3. 呃逆重者 加内关、膈俞宽胸利膈，降逆止呕。

【附录方】

《备急千金要方》："脾俞、大肠俞主腹中气胀引脊痛，食饮多而身羸瘦，名曰食晦。先取脾俞，后取季肋。"

《针灸大全》："脾胃气虚，心腹胀满，太白二穴、三里二穴、气海一穴、水分一穴。"

二、肺胀方

【组成】肺俞　太渊　足三里

【出处】《针灸甲乙经》。

【功能】宣肺祛邪，化痰平喘。

【操作】针刺用平补平泻法。

【主治】胸闷，咳嗽，喘息气促，痰多或干咳少痰，缺盆中痛。

【方义】《针灸甲乙经》："肺胀者，肺俞主之，亦取太渊……五脏六腑之胀，皆取三里。三里者，胀之要穴也。"肺胀是古病名，症见胸闷，咳嗽，咯痰，喘息气促，缺盆中痛，因邪客于肺所致。

肺俞、太渊：二者为伍，为俞原配穴，是治疗肺脏疾病的重要对穴。针用补法，具有补益肺气的作用；针用泻法，具有宣肺祛邪、镇咳平喘的功效。

足三里：为胃经合穴，能扶助后天之本，健运脾胃，燥湿化痰。

【临床应用】

1. 兼食少便溏，面色萎黄，为肺脾气虚　加脾俞、关元以健脾益气。

2. 兼四肢浮肿，尿少，肢冷，苔白腻，脉弦滑，为肺脾阳虚　加关元、阴陵泉以温脾利湿。

3. 痰黏而多，咯吐不爽，脘痞腹胀为痰湿中阻　可加脾俞、丰隆以健脾祛痰。

4. 心悸怔忡，动则喘甚，不能平卧，为心气不足、肺肾气虚　加肾俞、内关、太溪、气海俞以强心补肾纳气。

【附录方】

《针灸聚英》："肺胀气抢胁下痛，阴都太渊肺俞除。"

《针灸大成》："肺胀膨膨气抢胁下热满痛：阴都（灸）、太渊、肺俞。"

三、肝胀方

【组成】肝俞　太冲　足三里

【出处】《针灸甲乙经》。

【功能】疏肝解郁，行气止痛。

【操作】针刺足三里用补法，余穴用泻法。

【主治】胁下胀满，少腹疼痛，脉弦。

【方义】《针灸甲乙经》："肝胀者，肝俞主之，亦取太冲……五脏六腑之胀，皆取三里。三里者，胀之要穴也。"肝胀是古病名，指胁下胀满，痛引少腹等症。肝经布胁肋，循少腹。情志不遂，木失条达，肝失疏泄，可导致以上诸症。

肝俞、太冲：俞原为伍，上下相随，远疏近通，共奏疏肝解郁、行气止痛之效。

足三里：肝气郁结，最易横逆犯脾，故配用足三里以健运脾胃。

【临床应用】

1. 胸闷甚者　加膻中、内关以宽胸理气。

2. 腹胀重者　加公孙以疏肝健脾除胀。

3. 兼头痛眩晕，为肝火上炎　加涌泉、照海、三阴交以滋阴降火。

4. 兼咳嗽为肝火犯肺　加肺俞、尺泽、行间以清肝救肺止咳。

5. 引睾而痛，肿胀下坠者，为气滞肝经　加曲泉、关元、归来以舒筋止痛。

【附录方】

《针灸资生经》："肝俞，治两胁急痛。"

《针灸大成》："少腹满，刺足厥阴（太冲）。"

四、化痰止咳方

【组成】肺俞　丰隆

【出处】《针灸大成》《针灸聚英》。

【功能】化痰止咳。

【操作】针刺用泻法。

【主治】咳嗽，痰多。

【方义】《针灸大成·玉龙歌》："伤风不解嗽频频，久不医时劳便成，咳嗽须针肺俞穴，痰多宜向丰隆寻。"《针灸聚英·玉龙赋》："丰隆、肺俞痰嗽称奇。"咳嗽与痰饮互为因果。痰湿蕴肺，肺失清肃而致咳嗽痰多；肺失清肃，又生痰湿，二者互为因果。

肺俞：调理肺气，使清肃之令自行；泻肺俞可疏风散寒，宣肺止嗽。

丰隆：脾虚生湿，湿聚成痰，取丰隆穴加强中焦运化之力，起祛湿化痰之效。

【临床应用】

1. 风寒重者　加合谷、列缺以加强疏散风寒，宣肺解表的作用。

2. 风热重者　加大椎穴，大椎是督脉手足三阳之会，能泻邪而解热。

3. 咳嗽兼喘者　加定喘穴以平喘。

4. 咳嗽痰黄稠者　加曲池、尺泽以清热化痰。

5. 咳嗽兼见咯血者　加肺经郄穴孔最调肺止血。

【附录方】

《针灸资生经》："久嗽最宜灸膏肓穴，其次则宜灸肺俞等穴，各随证治之，若暴嗽则不必灸也。"

《类经图翼》："咳嗽。天突（七壮）、俞府（七壮）、华盖、乳根（三壮）、风门（七壮）、肺俞、身柱、至阳（十四壮）、列缺。"

五、五更泄泻方

【组成】命门　天枢　气海　关元

【出处】《类经图翼》。

【功能】温补脾肾，涩肠止泻。

【操作】针刺用补法，或加灸。

【主治】黎明之前脐腹作痛，肠鸣即泻，泻下完谷，泻后则安，形寒肢冷，腰膝酸软。舌淡苔白，脉沉细。

【方义】《类经图翼》："肾泄，夜半后及寅卯之间泄者，命门、天枢、气海、关元。"肾泄又名五更泄，因肾阳虚衰，不能温煦脾阳所致。

命门：穴名即指本穴具补肾阳之功。灸之可扶元固本，补先天以壮后天，可达温肾暖脾的功效。

天枢：为大肠募穴，可调补肠腑，以利枢机。

气海、关元：气海为先天元气聚会之处，关元是小肠之募穴，又为元气之海，两穴合之可培肾固本，补益元气，以达涩肠止泻的作用。

【临床应用】

1. 泄泻日久，为中气下陷　加灸百会升举阳气。

2. 腹冷，手足厥冷为肾阳衰微　加神阙隔盐灸以温中止泻。

【附录方】

《针灸大成》："大便泄泻不止，中脘、天枢、中极。"

《针灸全生》："以中脘、中极、天枢、神阙治疗泄泻。"

六、洞泻方

【组成】气海　水分　足三里

【出处】《儒门事亲》。

【功能】温中补虚，调气化滞。

【操作】针刺用平补平泻法，加灸。

【主治】久泻久痢。泻下迁延日久，滑脱不禁，不思饮食，脐腹疼痛，遇寒即发。

【方义】《儒门事亲》："洞泄寒中，俗呼曰休息痢。洞泄，属甲乙风木，可灸气海、水分、三里。"洞泄属寒泄，多因素体脾胃虚寒，不能腐熟水谷，或因久泻久痢，脾胃损伤，邪恋肠腑，传导不利，以致泻痢无度，滑脱不禁；脾虚运化不健，故不思饮食；脾胃虚寒，故脐腹疼痛。

气海：为元气要穴，具有培补元气、总调下焦气机的作用。

水分：穴名即指本穴有分清泌浊、调节气机、利水湿以健脾胃的功效。

足三里：胃经之合土穴，有健脾益气的作用，与气海配伍并加灸，可温补脾肾，消散阴寒。

【临床应用】

1. 腹胀甚者，为寒凝气滞　加天枢、中脘、上巨虚以散寒行气。

2. 下痢脱肛为气虚下陷　加长强、百会以升阳举陷。

3. 若脾阳虚极，肠中寒积不化，遇寒即发者　加灸神阙、天枢以温中散寒，消积导滞。

【附录方】

《针灸逢源》："大瘕泄，腹痛，里急后重，数至圊而不能便茎中痛，天枢、水分。肾泄五更溏泄久而不愈，气海、关元。"

《针灸逢源》："绕脐痛，天枢、气海、水分。"

《针灸集成》："泄泻如水，手足冷脉欲绝，脐腹痛渐渐短气，灸气海百壮。"

七、腹内疼痛方

【组成】中脘　内关　足三里

【出处】《针灸大成》。

【功能】通调腑气，缓急止痛。

【操作】针刺平补平泻，可加灸。

【主治】胃痛，腹痛，脘腹胀满或疼痛，不思饮食。

【方义】《针灸大成》："腹内疼痛，内关、三里、中脘。"此处腹内疼痛包括上、中、下腹部疼痛。感受外邪，饮食所伤，皆可导致相关脏腑功能失调，使气机阻滞，不通则痛。

中脘：胃募，腑会，可调升降、和胃气、理中焦、化湿滞。

足三里：是四总穴之一，足阳明之合穴，"合治内府"具有补中气、健脾胃的作用。与中脘配伍能通调腑气，和胃止痛；灸之，可温中散寒。

内关：为手厥阴心包经之络穴，沟通三焦，功擅理气降逆，又为八脉交会穴，通于阴维脉，阴维脉过腹至胁肋，"阴维为病苦心痛"，取之可畅达三焦气机，和胃降逆止痛。

【临床应用】

1. **饮食停滞者**　取下脘、内庭，健胃化食，降逆导滞。
2. **肝郁气滞者**　加阳陵泉、太冲，疏肝解郁止痛。
3. **若腹部冷痛**　加灸神阙，可温下元以散积寒。
4. **胃胀满甚者**　取公孙健脾除满。

【附录方】

《针灸集成》："腹痛取内关、支沟、照海、巨阙、足三里（纲目）。脐腹痛取阴陵泉、太冲、足三里、支沟、中脘、关元、天枢、公孙、三阴交、阴谷。"

《针灸逢源》："腹痛，内关、膈俞、脾俞、肾俞、中脘、三里、陷谷、太白、商丘、行间。"

《医学纲目》："脐腹痛：阴陵泉、太冲、三里、支沟。不已，取下穴：中脘、关元、天枢。"

《针灸聚英》："腹痛三里与内关，阴陵复溜太溪连，昆仑阴谷陷谷穴，太白中脘与行间，气海膈俞脾俞穴，兼治肾俞病即痊。"

八、胁肋下痛方

【组成】公孙　章门　支沟　阳陵泉

【出处】《针灸大全》。

【功能】疏肝解郁，理气止痛。

【操作】针刺用泻祛。

【主治】胁下胀痛，走窜不定，疼痛随情志变化而增减，胸闷腹胀饮食减少，嗳气频作。舌苔薄白，脉弦。

【方义】《针灸大全》："胁肋下痛，起止艰难：公孙、支沟、章门、阳陵泉。"肝乃将军之官，性喜条达，主调畅气机。因情志所伤，可使肝气失于条达，疏泄不利，气阻胁络，发为肝郁胁痛。

公孙、章门：公孙为足太阴脾经络穴，别走足阳明胃经，为八脉交会穴之一，通于冲脉，冲脉过胸胁部，故本穴能调气机、扶脾胃；章门是足厥阴肝经腧穴、脾之募穴，穴在季胁端，为五脏之气输注的处所，具有疏肝理气、活血化瘀、消痞散结之功。两穴远近相配可疏通胸胁部气机，以达疏肝理气、通络散结之效。

支沟、阳陵泉：支沟为手少阳三焦经腧穴，三焦主气所生病，有行气止痛之功，善治胸胁疼痛；阳陵泉为足少阳胆经腧穴，有疏泄肝胆，和解少阳，舒筋活络，缓急止痛的作用；支沟以清利三焦之气为主，阳陵泉以舒调肝胆为要，二穴合用，同名经相应，可增强疏散郁结之功效。

【临床应用】

1. 胁肋灼痛，为肝郁日久化热，耗伤肝阴；胁肋隐痛，为久病体虚，精血亏损。不能濡养肝络　加太溪、三阴交、肝俞、肾俞，以补肝益阴止痛。

2. 瘀血内停者　加膈俞，行血化瘀。

【附录方】

《针灸资生经》："支沟、主胁腋急痛……胆俞、章门、主胁痛不得卧。"

《医学纲目》："胁痛：悬钟、窍阴（此二穴，左取右，右取左，窍阴出血妙）。又法：支沟、章门、中封、阳陵泉（治闪挫）、行间（泻肝怒气）、期门（治伤寒后胁痛）。"

《针灸集成》："针灸法胁痛取悬钟、窍阴、外关、三里、支沟、章门、中封、阳陵泉、行间、期门、阴陵泉。胁并胸痛不可忍取期门、章门、行间、丘墟、涌泉、支沟、胆俞。胸胁胀痛取公孙、三里、太冲、三阴交。"

九、心胸痛方

【组成】曲泽　内关　大陵

【出处】《针灸大成》。

【功能】行气活血，通络止痛。

【操作】针刺用泻法。

【主治】心胸胀痛或刺痛，伴有急躁易怒，胸闷心悸。舌质暗，脉弦细或结代。

【方义】《针灸大成》："心胸痛，曲泽、内关、大陵。"郁怒伤肝，肝失疏泄，肝郁气滞，使血行失畅，脉络不利，气血瘀滞，阻遏胸阳，心脉痹阻，故心胸胀痛或刺痛。

曲泽：为心包经的合水穴，合主逆气而泄，《灵枢·邪客》说："故诸邪之在于心者，皆在于心之包络。"故本穴具有清心火、除血热、通心络、止疼痛之功效。

内关、大陵：内关为手厥阴之络穴，通于阴维，擅治胃心胸疾患，功可宽胸理气、通络止痛。大陵，五行属土，火之子也，取其实则泻其子之意，大陵又是心包经的原穴，有通达三焦原气，调整心、心包的功能，以收疏调心络、安心神、止疼痛之功。内关、大陵二穴相合，一原一络，协同为用，活血通脉，理气止痛之力益彰。全方为同经组合之典范。

【临床应用】

1. 气滞重者　加膻中，膻中乃气之会，有调理诸气、宣通痹阻的功能。

2. 瘀血甚者　加膈俞，膈俞乃血之会，取之有行血祛瘀的作用。

3. 痰浊壅盛者　加脾俞、肺俞，调理肺脾以化痰。

4. 若心痛甚者　加心俞通心络，散瘀血。

【附录方】

《针灸大全》："胸中刺痛，隐隐不乐，内关二穴、大陵二穴、彧中二穴……胸中噎塞痛、大陵二穴、内关二穴、膻中一穴、三里二穴。"

《针灸神书》："心胸疼痛最难当，先泻大陵气下忙，有积内关痛甚泻，左盘中脘艾加详。"

《针灸逢源》："心痛在歧骨陷中，胸痛则横满膈间，胃脘痛在，心之下，曲泽、内关、太陵、神门、中脘。"

十、肾虚腰痛方

【组成】　肾俞　委中　人中

【出处】　《针灸大成》《医学纲目》。

【功能】　补肾助阳。

【操作】　针刺用补法加灸。

【主治】　腰痛以酸软为主，腿膝无力，遇劳加重，小便频数。

【方义】《针灸大成·胜玉歌》："肾败腰疼小便频，督脉两旁肾俞除。"腰为肾之府，肾主骨生髓，肾精亏虚，腰府失养，故见腰痛酸软，腿膝无力；病属虚证，故遇劳加重。

肾俞：是足太阳膀胱经的背俞穴，直接与肾脏相联系，用灸法可补肾益精，强壮腰脊，肾俞又位于腰部，局部取穴可调局部经气，而舒筋止痛，具有标本兼治的作用，故是治疗肾虚腰痛的要穴。针用泻法或加灸还可舒筋活络，祛除腰部寒湿。

委中："腰背委中求"。委中穴是足太阳经合穴，循经远取以疏通腰部经气。

人中：为督脉穴，可治急性腰痛。

【临床应用】

1. 若偏肾阴虚　加太溪滋阴补肾强腰。

2. 若偏肾阳虚　加灸关元、命门，温阳补肾。

3. 寒湿重　加腰阳关、阴陵泉以散寒除湿。

【附录方】

《医学纲目》："肾虚腰痛：肾俞（取法以杖量与脐平去脊各一寸半，灸二七壮）、人中、委中。"

《类经图翼》："腰背重痛难行，章门（腰脊冷痛）、腰俞、委中（腰脚肿痛，刺出血）、昆仑（七壮）。"

《针灸聚英》："腰痛……血滞于下，委中出血，灸肾俞、昆仑。"

十一、风痹方

【组成】上髎　环跳　阳陵泉　巨虚下廉

【出处】《备急千金要方》。

【功能】祛风胜湿，通经活络。

【操作】针刺多取泻法。

【主治】腰骶或臀部窜至下肢后外侧疼痛，屈伸不利。

【方义】《备急千金要方》："大理赵卿患风痹，腰脚不随，不能跪起，行上髎一穴、环跳一穴、阳陵泉一穴、巨虚下廉一穴，即得跪。"风痹是痹证的一种，是由风寒湿邪侵袭肢节、经络，其中又以风邪为甚的痹证。

上髎：位于脊侧，可通达肾气，活血祛风通络，有强腰膝的功效。

环跳：为足少阳胆经与足太阳膀胱经交会穴，是止痛要穴，主调经筋，有强腰利髀、祛风除湿、舒筋通络的作用。

阳陵泉：是胆经合穴，筋会，可调一身筋脉之痿软无力、挛急，有舒筋活络、通利关节的功效。

巨虚下廉：即下巨虚穴，此穴能治疗穴位所在处的局部病变和足阳明经脉循行通路上的疾患，泻之能舒筋活络。

【临床应用】

1. 若痹证日久，足痿不仁　加悬钟强筋健骨。

2. 表证明显　加风池、曲池以祛风活血。

3. 湿胜者　加足三里、阴陵泉以健运脾胃而化湿。

4. 寒邪重者　加灸关元、肾俞振奋阳气而驱散寒邪。

【附录方】

《长桑君天星秘诀歌》："冷风湿痹针何处，先取环跳次阳陵。"

《杂病穴法歌》："脚连胁腋痛难当，环跳、阳陵泉内杵，冷风湿痹针环跳，阳陵、三里烧针层。"

《席弘赋》："冷风冷痹疾难愈，环跳腰俞针与烧。"

十二、口眼㖞斜方

【组成】地仓　颊车　人中　合谷

【出处】《针灸大成》。

【功能】通经活络。

【操作】根据病情施以浅刺、横刺透穴或斜刺，针用泻法。

【主治】面瘫。

【方义】《针灸大成》："口眼㖞斜,中风:颊车、合谷、地仓、人中。"口眼㖞斜是由于劳倦过度,机体正气不足,脉络空虚,卫外不固,风寒或风热乘虚入中面部经络,致气血痹阻,经筋功能失调,筋肉失于约束出现的病证。

地仓、颊车:《百症赋》说:"颊车、地仓穴,正口㖞于片时。"二穴在面部,可疏调局部经筋气血,活血通络。

人中:原名水沟,功可祛风清热,调和阴阳。

合谷:《玉龙歌》说:"头面纵有诸般证,一针合谷效通神。"针之可祛除阳明筋络之邪气,祛风通络。

【临床应用】

1. 鼻唇沟平坦者 加迎香、巨髎;颏唇沟㖞斜,加承浆或夹承浆;眼睑下垂,加鱼腰、丝竹空、攒竹;额纹消失,加阳白、头维以疏调经气。

2. 耳后乳突部疼痛 加翳风祛风止痛。

3. 风寒证 加风池祛风散寒。

4. 风热证 加曲池疏风清热。

5. 恢复期 加足三里,补益气血,濡养经筋。

【附录方】

《针灸聚英》:"口㖞眼斜颊车精,水沟列缺太渊穴,合谷二间丝竹空,兼治地仓极有效,感应最速如神灵。"

十三、头风方

【组成】 神庭　丝竹空　率谷　风池　合谷

【出处】《扁鹊神应针灸玉龙经》《针灸大成》。

【功能】通络止痛。

【操作】针刺多取泻法。

【主治】头痛反复发作,痛势较剧,多伴有目痛,恶心,眩晕耳鸣。

【方义】《玉龙经》:"头风呕吐眼昏花,穴取神庭始不差。"《针灸大成·玉龙歌》:"偏正头风痛难医,丝竹金针亦可施,沿皮向后透率谷,一针两穴世间稀。正头风有两般,有无痰饮细推观,若然痰饮风池刺,尚无痰饮合谷安。"头风是指头痛经久不愈,时作时止者,多因风寒或风热侵袭,及痰瘀郁遏头部经络所致。

风池:为足少阳与阳维脉交会穴,阳维脉主阳主表,故功长祛风止痛。

合谷:有疏风清热、通经活络止痛的作用。

丝竹空、率谷:两穴透刺为局部取穴,功长散风通络止痛,为治疗偏头痛的要穴。

神庭:是督脉穴,又为足太阳、阳明之会,有清头目、安神志之功;神庭与合谷相配又擅治阳明头痛。

【临床应用】

1. 因于风者 可配风门、风府以散风。

2. 因于风热者 用大椎、曲池疏风散热。

3. 因于痰浊者 加中脘、丰隆，健脾化痰。

4. 气血虚者 配气海、足三里、脾俞、肝俞，健脾益气养血。

5. 肾虚者 配肾俞、太溪，滋阴补肾。

6. 瘀血者 加血海或局部刺络以化瘀和血。

【附录方】

《针灸甲乙经》："脑风头痛，恶见风寒，衄衄鼻窒，喘息不通，承灵主之。头痛身热，引两颔急，脑空主之。醉酒风热发，两目眩痛。不能饮食，烦满呕吐，率谷主之。"

《针灸大全》："偏正头风及两颐角痛，头临泣穴、丝竹空穴、太阳紫穴、列缺二穴、合谷二穴。"

《针灸资生经》："神庭、主风头眩，善呕烦满……肾俞、攒竹、承光、丝竹空、瘈脉、和髎，主风头痛。上星主风头引颔痛。合谷、五处，主风头热。"

十四、小便频数方

【组成】气海 关元 三阴交 照海 肾俞

【出处】《针灸大全》。

【功能】补肾助阳。

【操作】针刺用补法，加灸。

【主治】腰膝酸软，少腹拘急，小便频数量多清白，遗精阳痿。

【方义】《针灸大全》："小腹冷痛，小便频数，气海一穴、关元一穴、三阴交二穴、肾俞二穴。"腰为肾之府，肾为先天之本，中寓命门之火。肾阳不足，不能温养下焦，不能化气行水，故小便频数量多清白，遗精阳痿。治宜补肾助阳。

关元、气海、肾俞：关元是任脉与足三阴经之交会穴，可培肾固本，补益元气；气海为先天元气之海，可益肾壮阳；肾俞具有强腰补肾、涩精缩尿、温阳化气、利水渗湿之功，三穴相配，以温补肾阳，肾气充足则固摄有权。

三阴交：为足三阴经交会穴，可通调肝脾肾三脏气机，具有补脾胃、理肝肾的作用，与关元、气海、肾俞相配，补肝肾，益精血。"善补阳者，必于阴中求阳，则阳得阴助，而生化无穷。"

照海：循经远取照海穴以滋阴补肾。

【临床应用】

1. 见神疲体倦便溏，为脾肾阳虚 配足三里、脾俞、命门以温阳健脾。

2. 尿频甚，兼见多梦，遗尿 加配神门、心俞、太溪以交通心肾。

【附录方】

《针灸大成》："肾败腰疼小便频，督脉两旁肾俞除。"

《席弘赋》："小便不禁关元好。"

《针灸资生经》："承浆，主小便不禁。关元（又主妇人小便数泄不止）、涌泉，主小便数。"

《医学纲目》："小便滑数：中极（灸）、肾俞、阴陵泉。不已，取下穴：气海、阴谷、三阴交。"

十五、遗精白浊方

【组成】肾俞　关元　三阴交

【出处】《针灸大成》。

【功能】补益肾气，涩精止遗。

【操作】针取平补平泻法。

【主治】遗精白浊，神疲乏力，腰酸耳鸣。

【方义】《针灸大成》："遗精白浊，肾俞、关元、三阴交。"《素问·六节藏象论》说："肾者主蛰，封藏之本，精之处也。"肾虚则封藏失职，精关不固，故遗精白浊。治疗宜补肾涩精。

肾俞、关元：肾俞是治肾之要穴，能滋补肾阴，温补肾阳，强腰固精；关元为足三阴与任脉之会穴，穴居下腹，为人身元气之根，功专培肾固本，补益元气；两穴相用可培补先天，温养后天。

三阴交：配足三阴经交会穴三阴交，既可贯通肝、脾、肾三经经气，又可补益三阴经之虚损。

【临床应用】

1. 见形寒肢冷，性欲减退，为命门火衰　加命门以温肾壮阳。

2. 见心悸、心烦失眠、健忘、盗汗为心肾不交　配心俞、神门以宁心安神。

3. 兼阴囊湿疹或肿胀疼痛，为湿热下注　加阴陵泉、蠡沟以清热利湿。

【附录方】

《神应经》："遗精白浊：肾俞、关元、三阴交。梦遗失精：曲泉、中封、太冲、至阴、膈俞、脾俞、三阴交。"

《针灸聚英》："遗精白浊肾俞烧，关元穴与三阴交。"

《针灸逢源》："遗精白浊小便频数，白环俞、关元、太溪、三阴交。"

十六、赤白淋方

【组成】肾俞　关元　小肠俞　膀胱俞

【出处】《针灸资生经》。

【功能】实证：清热利湿；虚证：补益肾阳。

【操作】针用平补平泻法，关元、肾俞用补法。

【主治】小便频急，色赤或白，小腹拘急或神疲乏力，腰膝酸软。

【方义】《针灸资生经》："小便有五色，惟赤白色者多，赤色多因酒得之，宜服本事方清心丸。白色乃下元冷，宜服补药著灸，肾俞关元小肠俞膀胱俞等，皆要穴也。"小便赤白的病变部位主要在肾和膀胱。小便赤者主要是湿热蕴结于下焦，膀胱气化不利所致。小便白或乳白者多由肾虚下元不固所致，治疗当以补益肾气、宣通下焦气机为主。

肾俞、膀胱俞、小肠俞：取肾俞补肾虚、促气化、利水湿；膀胱俞宣通下焦气机，通调膀胱功能，通利水道。二穴可疏理肾和膀胱表里脏腑之气机，配小肠俞清泻下焦、通利小便，小便赤白除。

关元：能培肾固本，补益元气，与肾俞相伍，可补肾气，温下焦，可达培补肾阳、固摄下元的作用。小便白或乳白者二穴用补法加灸。

【临床应用】

1. 为石淋者 配三焦俞、水道、次髎，通水道、通淋排石。

2. 血淋见尿色深红者 配三阴交、膈俞，清理血分之热。

3. 膏淋者 配阴陵泉、三阴交、命门，分泌清浊、滋补肝肾。

4. 劳淋者 配脾俞、胃俞、足三里，生气血、补脾肾而通淋。

【附录方】

《针灸聚英》："寒热气淋阴陵宜，淋漓曲泉然谷医，阴陵行间大敦穴，涌泉气门小肠俞。小便黄赤阴谷中，太溪肾俞气海同，膀胱俞穴宜兼治，五穴无缺有神功。"

《针灸大成》："淋癃：曲泉、然谷、阴陵、行间、大敦、小肠俞、涌泉、气门（百壮）。小便黄赤：阴谷、太溪、肾俞、气海、膀胱俞、关元。"

第二节 妇科病证处方

一、月事不调方

【组成】关元 气海 天枢 三阴交

【出处】《针灸大成》。

【功能】调理冲任，益气活血。

【主治】月经不调。

【操作】针刺用补法为主，或加灸。

【方义】《针灸大成》："月事不调，关元、气海、天枢、三阴交。"月经病与肾肝脾功能失常，冲任二脉气血失调有关。《景岳全书·妇人规》谓："故调经之要，贵在调脾胃以滋血之源，养肾气以安血之室。"

关元、气海：皆为任脉之穴。关元为元气之海，气海为全身生气之海，又可行气。两穴合之可调一身元气，以气为血帅，气充则能统血。

三阴交：为脾经之要穴，既可健运脾胃，又可养血调经。

天枢：该穴可通调腑气，以利枢机。

【临床应用】

1. 血热经早者 配太冲、行间以清肝热，太溪、然谷以益肾水、退虚热。

2. 经迟因血瘀者 泻血海、归来，以加强行气活血作用。

【附录方】

《针灸聚英》："妇人经事改常，自有地机、血海。"

《针灸大全》："室女月水不调，脐腹疼痛，天枢、气海、三阴交；室女脉不调，淋沥不断，腰腹痛，肾俞、关元、三阴交。"

《医学纲目》："妇人五旬，经断后再行，或多或少，或瘀或红，并下腹中气满如胎孕，天枢、中脘、气海。"

二、固崩止漏方

【组成】丹田　中极　肾俞　子宫

【出处】《针灸大成》。

【功能】补肾填精，固崩止漏。

【主治】崩漏不止，伴腰膝酸软，头晕耳鸣。

【操作】针刺用补法，或加灸。

【方义】《针灸大成》："妇人血崩不止，丹田、中极、肾俞、子宫。"肾气虚，冲任失摄；或肾阴虚，相火妄动，均可导致经血失守。《东垣十书·兰室密藏》谓："妇人血崩，是肾水阴虚不能镇守胞络相火，故血走而崩也。"

丹田、肾俞：丹田乃关元之别名，为元气之海；肾俞可补肾益阴，两穴合之可培肾固本、气阴俱补则固摄有权。

中极："任脉起于中极之下。"该穴位近胞宫，为兼调冲任、胞中之要穴。

子宫：为治胞宫疾患的经外奇穴。

【临床应用】

1. 中气下陷，子宫脱垂者　灸百会以升阳举陷。

2. 脾虚，统摄无权者　配脾俞、足三里以补脾益气。

【附录方】

《针灸大全》："妇人血积痛，败血不止，肝俞、肾俞、膈俞、三阴交。"

《济生拔粹》："女人漏下不止，太冲、三阴交。"

《医学纲目》："血崩漏下，中极、子宫。"

三、无乳方

【组成】少泽　合谷　膻中

【出处】《针灸大成》。

【功能】宽胸理气，通乳。

【主治】乳汁不足。

【操作】针刺用补法或平补平泻，或加灸。

【方义】《针灸大成》："妇人无乳，少泽、合谷、膻中。"无乳，是指妇女产后乳汁不下，或虽下而量不足。其病机有气血不足而乏化源；或气机郁滞，乳脉不通两种。《景岳全书·妇人规》谓："若产后乳迟乳少者，由气血之不足。"《儒门事亲》则谓："或因啼哭悲怒郁结，气溢闭塞，以致乳脉不行。"

合谷：为手阳明经之原穴，有鼓舞阳明经气血的作用。

膻中：为气会，针刺可宽胸理气。

少泽：为催乳之经验穴。

【临床应用】

1. 气血不足者　宜补脾俞、足三里，健脾胃以助气血生化之源。

2. 气机郁滞者　宜加太冲、期门以疏肝理气。

【附录方】

《千金翼方》："妇人无乳法，初针两手小指外侧近爪甲深一分，两手液门深三分，两手天井深六分。"

《神应经》："无乳，膻中（灸）、少泽（补），此二穴神效。"

《针灸大全》："乳汁不通，少泽二穴、大陵二穴、膻中一穴、关冲二穴。"

四、癥瘕方

【组成】　三焦俞　肾俞　中极　会阴　子宫

【出处】　《类经图翼》。

【功能】　温阳化气，利水消癥。

【主治】　癥瘕积聚。

【操作】　针刺以泻法为主，或加灸。

【方义】　《类经图翼》："癥瘕，三焦俞、肾俞、中极、会阴、子宫子户。"癥瘕是指妇女下腹部中有结块，伴有或痛、或胀、或满，甚或出血者。癥者，坚硬不移，痛有定处；瘕者，推之可移，痛无定处。癥瘕的形成，多以气滞血瘀、痰湿内阻等因素结聚而成。

中极：属任脉，位近胞宫。

会阴：为任脉、督脉、冲脉的交会穴，可调理冲任气血。

子宫：为治疗胞宫病证之经验穴。

三焦俞、肾俞：三焦俞可温阳行气化瘀，肾俞温养肾气以活血化瘀。

【临床应用】

癥瘕有良性、恶性之别。若患者伴疼痛并有长期出血，或五色带下，且有臭气，患者形体消瘦，面色灰暗者，多为恶证，建议尽早采用手术治疗。

【附录方】

《医学纲目》："石瘕之状，生于胞中，恶血不通，日以益大如孕：阴陵泉、复溜。"

《千金翼方》："腹中积聚，皆针胞门入一寸，先补后泻，去关元左二寸，又针章门入一寸四分。"

五、阴挺方

【组成】　曲泉　照海　大敦

【出处】　《神应经》。

【功能】　调补肝肾，固摄胞宫。

【主治】阴挺。

【操作】针刺用补法，或加灸。

【方义】《神应经》："阴挺出，曲泉、照海、大敦。"妇女子宫下脱，甚则挺出阴户之外，或阴道壁膨出。前者为子宫脱垂，后者为阴道壁膨出，统称阴挺。主要病机为气虚下陷与肾虚不固致胞络损伤，不能提摄子宫。

照海：为肾经穴，功擅补益肾阴。

曲泉、大敦：为肝经穴，有行气化滞之功；肝经又循行于少腹，入系胞宫，用以治疗子宫或阴部病证尤宜。

【临床应用】

1. 中气下陷明显者　灸百会以升举阳气。

2. 脾胃虚弱者　配脾俞、足三里以健脾益气。

3. 日久难愈者　配关元、气海以增强益气固摄作用。

【附录方】

《类经图翼》："阴挺，曲泉、太冲、然谷、照海。"

六、宫寒不孕方

【组成】照海　中极　三阴交　子宫

【出处】《针灸大全》。

【功能】温肾暖宫，调理冲任。

【操作】针刺用补法，或加灸。

【主治】不孕，少腹冷痛。

【方义】《针灸大全》："照海……女人子宫久冷，不受胎孕方，中极、三阴交、子宫。"不受胎孕即指女子不孕，古代又称无子、绝子、妊娠不成等。不孕与肾关系最为密切，肾藏精，主生殖；又与冲任失调，脏腑气血不和影响胞络功能有关。《医宗金鉴·妇科心法要诀》谓："女子不孕之故，由伤其冲任也……或因宿血积于胞中……或因胞寒胞热。"

照海：为肾经穴，能补肾填精。

中极：任脉穴位，与子宫穴皆近胞宫，灸之可益肾暖宫。

三阴交：为足太阴经穴，既可健脾养血，又可活血。

子宫：为治疗胞宫病证之经验穴。

【临床应用】

兼血瘀者　加合谷、血海以活血化瘀。

【附录方】

《针灸聚英》："无子搜阴交、石关之乡。"

《神应经》："绝子，商丘、中极。"

《济生拔粹》："女子月事不来，面黄干呕，妊娠不成：曲池、支沟、三里、三阴交。"

七、赤白带下方

【组成】照海 百会 肾俞 关元 三阴交

【出处】《针灸大全》。

【功能】益肾培元，调经止带。

【主治】赤白带下。

【操作】针刺用补法，或加灸。

【方义】《针灸大全》："照海……妇人虚损形瘦，赤白带下，百会一穴、肾俞二穴、关元一穴、三阴交二穴。"《傅青主女科》论带下谓："因带脉不能约束而有此病。"带脉约束不利，肾气失于统摄，则赤白带下。

照海：补益肾精。

关元、肾俞：关元为任脉穴，元气之海。《素问·骨空论》谓："任脉为病，女子带下。"肾俞，通过足少阴经别联系带脉，既可补益肾气，又可调摄带脉。两穴合用，以收培肾固本之功，肾气固、元气充，则带脉约束更为有力。

百会：为督脉与足三阳经的交会穴，灸之可升举阳气。

三阴交：以健脾渗湿。《妇人秘科》谓："年久不止者，以补脾胃为主兼升提。"

【临床应用】

湿热偏盛 泻肝经之荥穴行间，以泻肝经之郁热，泻阴陵泉以泻脾经之湿热。

【附录方】

《针灸聚英》："带下产崩，冲门、气冲宜审。"

《医学纲目》："妇人赤白带下，气海、中极、白环俞、肾俞……宜刺后穴，气海、三阴交、阳交（补多泻少）。"

第三节 儿科病证处方

一、泄泻方

【组成】胃俞 水分 天枢 神阙

【出处】《类经图翼》。

【功能】健脾利水，涩肠止泻。

【操作】灸法。

【主治】大便溏泄。

【方义】《类经图翼》："泄泻，胃俞、水分、天枢、神阙。"脾虚致小肠不能泌别清浊，水液并下，而致腹泻。正如《幼幼集成·泄泻证治》所谓："夫泄泻之本，无不由脾胃。"

胃俞：为胃的背俞穴，既有健脾之功，又可收调理肠胃气机的作用，寓"小肠、大肠皆属于胃"之意。

水分：渗湿利水，通利小便，以收"利小便所以实大便"之功。

天枢：为大肠募穴，该穴可通调肠腑，以利枢机。

神阙：灸之温中止泻。

【临床应用】

1. 完谷不化、脾阳虚衰者 加灸脾俞、章门、阴陵泉以运脾化水湿。

2. 肾阳虚衰明显者 加灸命门、肾俞以温补肾阳。

3. 中气下陷者 可加灸百会升举阳气。

【附录方】

《针灸甲乙经》："小儿咳而泻，不欲食者，商丘主之。"

二、小儿食积方

【组成】胃俞　脾俞　肾俞

【出处】《类经图翼》。

【功能】和胃运脾，益肾培元。

【操作】灸法。

【主治】小儿食积肚大。

【方义】《类经图翼》："小儿食积肚大，胃俞、脾俞、肾俞。"小儿食积肚大是疳积的主要症状特征。《小儿药证直诀·脉证心法》指出："疳皆脾胃病，亡津液之所作也。"有两重含义，其一，"疳者，甘也"，乃由小儿恣食肥甘厚腻，损伤脾胃所致。其二，"疳者，干也"，是指疳积气液干涸、肾阴亏虚的病机特点。

胃俞、脾俞：胃俞和中消食，脾俞助脾之运化。

肾俞：有益肾培元功效，既可滋肾阴以益脾胃阴液，又可补益肾阳以助脾胃运化。

【临床应用】

1. 面色萎黄、毛发干枯者 配太溪以加强滋阴作用。

2. 胃脘胀满不适 配中脘、公孙以增强和胃调中作用。

3. 夜卧不安 配神门、内关，以合胃安神。

【附录方】

《济生拔粹》："小儿疳瘦，于胸下鸠尾骨尖上灸三壮，次于脊下端尾翠骨尖上灸三壮。"

《针灸集成》："羸瘦食不化，胃俞、长谷（夹脐旁各二寸）灸七壮。"

《奇效良方》："四缝四穴，在手四指内中节，是穴用三棱针出血，治小儿猢狲劳等症。"

三、惊痫方

【组成】本神　前顶　百会　天柱

【出处】《针灸甲乙经》。

【功能】醒脑息风。

【操作】针刺，或灸法。

【主治】癫痫。

【方义】《针灸甲乙经》："小儿惊痫，本神、前顶、百会、天柱。"惊痫实为小儿癫痫发病的主要临床特征，多由痰邪逆上，头窍气乱，脉道闭塞，孔窍不通所致。《素问·奇病论》谓："人生而有癫疾者……此得之在母腹中时，其母有所大惊，气上而不下，精气并居，故令子发为癫疾也。"明确提出了先天因素在本证中的作用。

本神：足少阳胆经与阳维脉的交会穴，位在头部，既有开窍作用，又有疏肝利胆、平息肝风的效果。

前顶、百会：属督脉穴位，有息风醒脑作用。《灵枢·经脉》："膀胱足太阳之脉……主筋所生病……癫痫。"

天柱：属足太阳膀胱经穴位，位在项后，与膀胱经"从颠入络脑，还出别下项"的分支联系密切，所以擅治脑部疾患。

【临床应用】

1. 间歇期 加鸠尾、大椎，发挥平调阴阳逆乱的作用。

2. 若痰涎壅盛 加丰隆以健运脾胃，豁其痰浊，以杜绝生痰之源。

【附录方】

《神应经》："大小五痫，水沟、百会、神门、金门、昆仑、巨阙。"

《太平圣惠方》："小儿惊痫者，先惊怖啼叫，后乃发也，灸顶上旋毛中三壮，及耳后青络脉。炷如小麦大。"

四、遗尿方

【组成】气海 大敦

【出处】《备急千金要方》。

【功能】温阳化气。

【操作】灸法。

【主治】遗尿。

【方义】《备急千金要方》："遗尿，灸脐下一寸半，随年壮，又灸大敦三壮，亦治尿血。"小儿遗尿，与肾气不足，下元不固关系密切。《仁斋直指小儿附遗方论·大小便诸证》："肾与膀胱俱虚，而冷气乘之，故不能约制，其水出而不禁，谓之遗尿。"进一步指出与肾阳虚有关。

气海：为生气之海，灸之有温补下元、祛寒邪、助气化的作用。

大敦：为足厥阴肝经井穴，有疏利三焦气机的作用。《帛书·经脉》："多溺……灸厥阴脉。"《灵枢·经脉》："肝足厥阴之脉……是主肝所生病……遗溺。"

【临床应用】

先天不足，发育迟缓者 配百会以补益上元，配神门、大钟以养心安神开窍。

【附录方】

《针灸逢源》："气海，小儿遗尿灸亦效。"

五、小儿痿痹方

【组成】京骨　中封　绝骨

【出处】《针灸甲乙经》。

【功能】填精补髓，强筋健骨。

【操作】针刺补泻兼施，或加灸。

【主治】痿痹，身体不仁，手足偏小。

【方义】《针灸甲乙经》："痿痹，身体不仁，手足偏小，先取京骨，后取中封、绝骨。"本病多由于感受风、湿、热邪引起。风热袭肺，肺热叶焦，津液失于布散，筋脉失养；或湿热蕴蒸阳明，宗筋弛缓；或病久不愈，精血亏损，则出现筋软骨萎，筋肉萎缩，弛纵不收。

京骨：为足太阳之原穴，据《灵枢·经脉》："足太阳主筋所生病。"可治"髀不可以屈""小指不用"等病证；太阳又主表证，所以风热之邪初犯，宜取京骨以疏散之。

中封：肝经穴，有养血柔筋之效。

绝骨：胆经穴，又名"髓会"，可补益骨髓，髓海得充，则骨有所长，对手足偏小之症有益。

【临床应用】

1. 风热偏盛者　加风门、少商、大椎以疏风清热。

2. 湿热盛者　加阴陵泉以清利湿热。

3. 精血不足者　加肝俞、肾俞以加强补益精血的效果。

【附录方】

《备急千金要方》："天井、外关、曲池主臂不仁。"

六、哮吼喘嗽方

【组成】俞府　膻中　天突　肺俞　三里　中脘

【出处】《针灸大成》。

【功能】理气止咳，益气化痰。

【操作】针刺补泻兼施。

【主治】哮吼喘嗽。

【方义】《针灸大成》："哮吼喘嗽，俞府、膻中、天突、肺俞、三里、中脘。"哮吼喘嗽为症状描述，与哮喘、顿咳等病证关系密切。若属哮喘，则为正虚邪实之证，以肾虚为根本，脾肺之气不足，痰邪阻滞气道所致的一类病证；而顿咳则为感受时行疠气疫邪引起的肺系时行疾病。外感时邪侵及肺系，阻于气道，肺失宣肃，发为哮嗽。日久可见邪气已衰，而正气亦虚，脾肺不足之证。

天突、膻中：为任脉穴，膻中为气会，可通调胸中之气；天突，化痰利气。

肺俞："肺为贮痰之器"，取肺俞，可调理肺气。

俞府：肾经穴，又居上胸部。既可补益肾气，又可通利肺气。《本草纲目拾遗》指出"治肾咳，俗称顿咳"，《素问·咳论》"五脏皆令人咳，非独肺也"之意。

足三里、中脘：足三里为胃经之合穴，中脘为胃之募穴。两穴相配，既可和降胃气，利枢机而助之肃降，又应"脾为生痰之源"，健脾和胃、理气化痰，以绝生痰之源。足三里又为补益正气之要穴，正气充足，抵御外邪有力。

【临床应用】

1. **兼有外感风寒者**　宜配风门、合谷、尺泽，以加强祛风解表的作用。

2. **感受燥邪，干咳少痰者**　配太溪、太渊以滋补肺阴。

3. **小儿肺气娇嫩，若兼体禀不足，易发生惊厥、昏迷等变证**　应及早采用中西医结合治疗。

七、赤白痢疾方

【组成】脐中　三阴交

【出处】《针灸集成》。

【功能】温里散寒，健脾活血。

【操作】神阙用灸法，三阴交针灸并用。

【主治】赤白痢疾。

【方义】《针灸集成》："赤白痢疾，脐中七壮至百壮，三阴交七壮。"本病多由感受暑湿、疫毒之邪，侵及肠胃，气血与邪毒相搏结所致，伤于气分，则为白痢；伤于血分，则为赤痢，下痢日久，正气受损，致脾阳不振，寒湿停滞中焦。

脐中：为任脉穴神阙之原名，灸之温里散寒。

三阴交：脾经穴，可行气血。刘河间谓："调气则后重自除，行血则便脓自愈。"二穴合用，共奏行气散寒、行血化滞之功。

【临床应用】

1. **里急后重、腹痛明显者**　加灸天枢、上巨虚以调理大肠气机。

2. **痢下日久，中气下陷者**　可加灸百会以升举阳气。

3. **肾阳衰微者**　加灸关元以温补下元。

【附录方】

《太平圣惠方》："小儿痢下赤白，秋末脱肛，每厕腹痛不可忍者，灸第十二椎下节间，名接脊穴，灸一壮。"

第四节　皮外科病证处方

一、风疹方

【组成】合谷　曲池

【出处】《针灸资生经》。

【功能】清热透表，凉血润燥。

【操作】针刺泻法。

【主治】风疹。

【方义】《针灸资生经》："合谷、曲池疗大小人遍身风疹。"

合谷、曲池：肺外合皮毛，与大肠相表里，合谷为大肠经原穴，针之可清热透表；曲池为手阳明经之合穴，属土，与胃经关系密切，胃为气血之海，故曲池既可清肺热、通达肌肤，又能凉血润燥。二穴合用，共收清热透表、凉血润燥之功。

【临床应用】

此方适用于血热型风疹。

1. **风寒束表者**　加风门、尺泽以疏风散寒。

2. **风热客表者**　加大椎、风池以疏风清热。

3. **胃肠实热者**　加天枢、上巨虚以清泻胃肠，通调腑气。

4. **血虚风燥者**　加风门、脾俞、足三里以益气养血、润燥祛风。

【附录方】

《扁鹊神应针灸玉龙经》："风毒瘾疹，遍身瘙痒……曲池（灸，针泻）、绝骨（灸，针泻）、委中（出血）。"

《针灸集成》："风热瘾疹：曲池、尺泽、合谷、列缺、肺俞、鱼际、神门、内关。"

二、丹毒方

【组成】百会　曲池　足三里　委中

【出处】《针灸大成》。

【功能】清热解毒，凉血化瘀。

【操作】针刺泻法，或用三棱针点刺出血。

【主治】丹毒。

【方义】《针灸大成》："浑身发红丹，百会、曲池、三里、委中。"头面居上属阳，为人身之首，三阳经脉皆起止、循行于头面部。火为阳邪，其性炎上，"伤于风者，上先受之"。

百会：取诸阳之会的百会穴疏风解毒。

曲池：为手阳明经之合穴，属土，与胃经关系密切，胃为气血之海，故针之既可清泄阳明火毒，祛邪外出，又能凉血润燥。

委中：为血之郄穴，用三棱针刺络出血，泻血中毒热而凉血化瘀。

足三里：为足阳明经合穴，针之扶正祛邪。诸穴合用，共奏清热解毒、凉血化瘀之效。

【临床应用】

1. **湿热毒蕴者**　加阴陵泉、内庭以除湿清热。

2. **胎火蕴毒者**　加大椎、合谷、十宣以清泄热毒。

【附录方】

《疮疡全书》："用温水涂患处，三棱针刺毒上二三十针，或磁锋砭之亦妙。"

《神应经》：“赤游风：百会、委中。”

三、乳痈方

【组成】阿是穴　膻中　大陵　委中　少泽　俞府

【出处】《针灸大成》。

【功能】清热化郁，理气通络。

【操作】针刺泻法。

【主治】乳痈。

【方义】《针灸大成》：“乳痈，针乳疼处，膻中、大陵、委中、少泽、俞府。”

阿是穴：局部作用。

膻中：为局部取穴可疏调气机，解郁通乳。

委中：为血郄，可凉血清热。

大陵、俞府：大陵属心包经，其脉起于胸中；俞府属肾经，其支脉注胸中。二穴合用，既可清胸中郁热，又能理气通络。

少泽：为通乳经验效穴。

【临床应用】

1. 若气滞热壅者　加合谷、太冲、乳根以疏肝理气，清热解毒。

2. 热毒炽盛者　加大椎、内庭、行间以清泻火毒。

3. 正虚邪恋者　加膈俞、足三里、三阴交以扶正祛邪。

【附录方】

《针灸大全》：“乳痈红肿痛、小儿吹乳，中府二穴、膻中一穴、少泽二穴、大敦二穴。”

《针灸全书》：“乳痈红肿痛，肩井、乳根、合谷、少泽、鱼际、太溪、足临泣。”

四、肩痹痛方

【组成】肩髃　天井　曲池　阳谷　关冲

【出处】《针灸大成》。

【功能】通经活络。

【操作】针灸并用。

【主治】肩痹痛。

【方义】《针灸大成》：“肩痹痛，肩髃、天井、曲池、阳谷、关冲。”手三阳经均经过肩部而上头，风寒湿之邪乘虚侵入，导致局部气血凝滞而成。

肩髃、曲池：属手阳明大肠经，疏调阳明经经气。

天井、关冲：属手少阳三焦经，疏调少阳经经气。

阳谷：属手太阳小肠经，可疏调太阳经经气。诸穴合用，祛风散寒、活血通络、疏调经气。

【临床应用】

1. 若风寒湿邪内侵者 加外关、阴陵泉、尺泽以祛风除湿止痛。

2. 气滞血瘀者 加阳陵泉、条口、承山以活血化瘀，消肿止痛。

3. 气血虚弱者 加足三里、气海、膈俞补益气血，和络止痛。

【附录方】

《针灸甲乙经》："肩痛不可举，天容及秉风主之。肩背痹痛、臂不举、寒热凄索，肩井主之……肩背痹不举、血瘀肩中、不能动摇，巨骨主之……肩重不举、臂痛，肩髎主之。"

《备急千金要方》："天牖、缺盆、神道、大杼、天突、水道、巨骨主肩背痛。"

《针灸聚英·杂病歌》："肩背酸疼治风门，肩井中渚支沟焚，后溪腕骨委中穴，次第治之病不存。"

五、闪挫腰痛方

【组成】 人中 委中

【出处】《玉龙歌》。

【功能】 舒筋活血，通络止痛。

【操作】 人中向上斜刺，留针时嘱患者活动腰部，委中刺络放血。

【主治】 闪挫腰痛，腰脊强痛。

【方义】《玉龙歌》："强痛脊背泻人中，挫闪腰酸亦可攻，更有委中之一穴，腰间诸疾任君攻。"

人中、委中：人中即水沟穴，属督脉，宣导阳气；委中为血郄，属膀胱经，其脉夹脊抵腰络肾。二穴相配共收舒筋活血、通络止痛之功。目前采用此方治疗急性腰扭伤，确有迅速缓解疼痛之效。

【临床应用】

1. 急性腰扭伤 加阿是穴，疏通局部气血。

2. 肾虚腰痛 加肾俞、阿是穴，补肾疏通局部气血。

【附录方】

《针灸大全》腰脊项背疼痛：肾俞二穴、人中一穴、肩井二穴、委中二穴。

第五节　五官科病证处方

一、目赤肿痛方

【组成】 合谷 足三里 太阳 睛明

【出处】《审视瑶函》。

【功能】 清热解毒，消肿止痛。

【操作】 针刺泻法。

【主治】目赤肿痛。

【方义】《审视瑶函》："暴赤肿痛眼……宜先刺合谷、三里、太阳、睛明，不效，后再刺攒竹、太阳、丝竹空。"三阳经脉皆上行于目，故治疗目疾多取三阳经穴。

合谷、足三里：取手阳明大肠经原穴合谷、足阳明胃经合穴足三里，以清泄阳明之热邪。

太阳：刺经外奇穴太阳出血，以泄热消肿定痛。

睛明：局部作用。

【临床应用】

1. 外感风热　加曲池、少商以解表泄热，宣通气血。

2. 肝胆火盛　加行间、侠溪以泄热解毒。

【附录方】

《备急千金要方》："阳谷、太冲、昆仑主目急痛赤肿。"

《杂病穴法歌》："赤眼迎香出血奇，临泣、太冲、合谷侣。"

《玉龙歌》："两睛红肿痛难熬，怕日羞明心自焦，只刺睛明鱼尾穴，太阳出血自然消。"

二、流泪方

【组成】攒竹　合谷　大骨空　小骨空

【出处】《审视瑶函》。

【功能】祛风通络，调理气血。

【操作】针灸并用。

【主治】冷泪证。

【方义】《审视瑶函》："迎风冷泪……宜刺攒竹、合谷、大骨空、小骨空。如未愈全，再刺小骨空。"

攒竹：可通调局部气血。

合谷：为手阳明经原穴，可祛风通络，调理气血。

大骨空、小骨空：系经外奇穴，大骨空位于拇指背侧，指节横纹中点，屈指取之。小骨空在手小指背侧，近端指关节横纹中点，屈指取之。二穴为治疗目疾之经验要穴。

【临床应用】

1. 风邪外袭者　加风池疏散外邪。

2. 气血两虚者　加肝俞、脾俞、足三里补益气血。

3. 肝肾亏损者　加肝俞、肾俞、太溪滋水涵木，补益精血。

【附录方】

《针灸资生经》："液门、前谷、后溪、腕骨、神庭、百会、天柱、风池、心俞、天牖主目泣出。"

《针灸大成》："目泪出，临泣、百会、液门、后溪、前谷、肝俞。"

三、耳聋耳鸣方

【组成】听宫　听会　翳风

【出处】《针灸逢源》。

【功能】通经活络，利耳启闭。

【主治】耳鸣、耳聋。

【操作】虚证针用补法或针灸并用；实证针用泻法。

【方义】《针灸大成》："耳聋气闭，听宫、听会、翳风。"

听宫、听会、翳风：耳居于少阳所属区域，听宫属手太阳，与手足少阳相交会；听会属足少阳；翳风属手少阳。三穴合用，共收疏导少阳经气、通络启闭之功。

【临床应用】

1. 肾精亏损者　加肾俞、太溪以填精补肾。

2. 脾胃虚弱者　加脾俞、足三里以补脾益胃。

3. 肝火上扰者　加行间、中渚以清泻肝胆。

4. 痰火郁结者　加丰隆、内庭以豁痰泻火。

【附录方】

《针灸逢源》："新聋多热，取少阳、阳明；久聋多虚，补足少阳，液门、中渚、外关、翳风、耳门、后溪、听宫、听会、合谷、侠溪。"

四、鼻渊方

【组成】曲差　上星　百会　风门　迎香

【出处】《针灸大全》。

【功能】宣肺清热，利鼻通窍。

【操作】针刺泻法。

【主治】鼻渊。

【方义】《针灸大全》："鼻流涕臭，名曰鼻渊，曲差二穴、上星一穴、百会一穴、风门二穴、迎香二穴。"

曲差、风门：太阳主一身之表，故取足太阳膀胱经腧穴曲差、风门，以解表祛邪。

上星、百会：属督脉，督脉"上颠，循额，至鼻柱"，可补气祛邪。

迎香：位于鼻旁，属手阳明，与手太阴相表里，可宣肺气、通鼻窍。

【临床应用】

1. 肺经风热　加风池、尺泽、合谷宣肺清热。

2. 胆经郁热　加风池、侠溪清胆利鼻。

【附录方】

《备急千金要方》："曲差、上星、迎香、素髎、水沟、龈交、通天、禾髎、风府，主鼻塞、喘息不利、鼻喎僻多涕。"

《针灸资生经》："玉枕、百会、明堂、当阳、临泣，疗鼻塞。"

《类经图翼》："鼻渊，上星、曲差、印堂、风门、合谷。"

五、鼻衄方

【组成】囟会　上星

【出处】《针灸资生经》。

【功能】清热泻火，凉血止血。

【操作】灸法。

【主治】鼻衄。

【方义】《针灸资生经》："囟会、上星皆治鼻衄。"

囟会、上星：皆属督脉，督脉下行鼻柱，可清热降逆以止血。

【临床应用】

1. 肺经热盛　加少商、尺泽、合谷清泄肺热。

2. 胃热炽盛　加合谷、内庭清泄胃热。

3. 肝火上逆　加太冲、行间清泄肝火。

4. 肝肾阴虚　加太冲、太溪滋肝养肾。

5. 脾不统血　加隐白、三阴交健脾益气统血。

【附录方】

《针灸甲乙经》："衄血不止，承浆及委中主之。"

《神应经》："衄血，风府、风池、合谷、三间、二间、后溪、前谷、委中、申脉、昆仑、厉兑、上星、隐白……鼻衄，上星（灸二七壮）、绝骨、囟会。"

《针灸大成》："鼻衄不止，合谷、上星、百劳、风府。"

六、喉痹方

【组成】合谷　涌泉　天突　丰隆

【出处】《针灸聚英》。

【功能】清热泻火，消肿止痛。

【操作】针刺泻法。

【主治】喉痹。

【方义】《针灸聚英》："喉痹，针合谷、涌泉、天突、丰隆。"

合谷：取手阳明大肠经原穴合谷，疏散风热，清利咽喉。

涌泉：属肾经，其支脉循喉咙，夹舌本，可通经络，利咽喉。

天突：为任脉与阴维脉之交会穴，可清肺化痰，利咽清音。

丰隆：为足阳明胃经络穴，可祛痰利窍。

【临床应用】

1. 风热壅肺者　加外关、尺泽以疏风清热。

2. 胃火痰盛　加内庭、曲池以清泻胃火。

3. 阴虚火旺者　加太溪、三阴交以滋阴降火。

【附录方】

《针灸资生经》："三里、温溜、曲池、中渚、丰隆，主喉痹不能言。"

《神灸经纶》："咽喉肿痛，阳溪、少海、液门。"

《医学纲目》："喉痹，取丰隆、涌泉、关冲、少商、隐白、太冲。"

七、失喑方

【组成】哑门　风府　通里　合谷

【出处】《针灸全书》。

【功能】利咽开音。

【操作】针刺泻法。

【主治】喑不能言。

【方义】《针灸全书》："喑哑：哑门、风府、通里、合谷。"

哑门、风府：属督脉，同会于阳维，可调节经气，利咽开音。

通里：是心经络穴，其脉上夹咽，为利喉开音要穴。

合谷：为大肠经原穴，疏风解表，清热利喉。

【临床应用】

1. 风寒闭肺　加风池、列缺祛风散寒。

2. 风热闭肺　加尺泽、曲池疏风清热。

3. 气逆郁闭　加太冲、太溪、内关以疏肝开郁。

4. 肺肾阴虚者　加肺俞、肾俞、太溪以补益肝肾。

5. 络脉损伤　加天鼎、扶突、天突以疏通经脉。

【附录方】

《针灸甲乙经》："喑不能言，合谷及涌泉阳交主之。"

《针灸大成》："失音不语，间使、支沟、灵道、鱼际、合谷、阴谷、复溜、然谷。"

八、牙疼方

【组成】合谷　内庭　浮白　阳白　三间

【出处】《针灸聚英》。

【功能】清热泻火，通络止痛。

【操作】针刺泻法。

【主治】牙痛。

【方义】《针灸聚英》："牙疼，主血热，胃口有热，风寒，湿热，虫蛀，合谷、内庭、浮白、阳白、三间。"

合谷、三间：合谷为手阳明大肠经原穴，三间为其输，其脉入下齿中，有祛风清热、通络止痛的作用。

内庭：为足阳明胃经荥穴，其脉入上齿中，泻之可清胃火止牙痛。

浮白、阳白：均属足少阳胆经，其支脉下加颊车，可疏通齿部经气。诸穴相配，泻火通络止痛。

【临床应用】

1. 风火外袭者 加外关、风池以疏风清热。

2. 胃火炽盛者 加二间、厉兑以清胃泻火。

3. 虚火上炎者 加太溪、行间以滋阴降火。

【附录方】

《备急千金要方》："下关、大迎、翳风、完骨主牙齿龋痛。"

《针灸大成》："牙疼，曲池、少海、阳谷、阳溪、二间、液门、颊车、内庭、吕细（在内踝骨尖上，灸二七壮）。"

第七章　现代处方选读 ▷▷▷▷

　　近半个世纪以来，针灸学术有了长足的发展，不仅创造了很多行之有效的处方，而且对处方的机理研究也不断地深化。本章精选了部分现代处方供学习、参考、提高。

第一节　内科病证处方

一、醒脑开窍方

【组成】主穴：内关（双）　人中　三阴交（患侧）
　　　　　副穴：极泉（患侧）　尺泽（患侧）　委中（患侧）

【出处】石学敏编著《中风病与醒脑开窍针刺法》（天津科技出版社，2000）。

【功能】醒脑开窍，补益肝肾，疏通经络。

【操作】先刺双侧内关穴，直刺 0.5～1.0 寸，采用提插捻转结合的泻法，施手法 1 分钟；继刺人中，向鼻中隔方向斜刺 0.3～0.5 寸，采用雀啄手法（泻法），以流泪或眼球湿润为度；再刺三阴交，沿胫骨内侧缘与皮肤呈 45°斜刺，进针 0.5～1.0 寸，采用提插补法，针感传至足趾，下肢出现不能自控的运动，以患肢抽动 3 次为度。

　　极泉穴：于腋窝中央下 2 寸的心经上取穴（避开腋毛），术者用手固定患肢肘关节，使其外展，直刺进针 0.5～0.8 寸，用提插泻法，患者有手麻胀并抽动的感觉，以患肢抽动 3 次为度。

　　尺泽穴：另患肢屈肘 120°，术者用手托住其腕关节，直刺进针 0.5～0.8 寸，用提插泻法，针感从肘关节传到手指或前臂自动外旋，以 3 次为度。

　　委中穴：令患者仰卧，抬起其患肢取穴，术者用左手握住患肢踝关节，以术者肘部顶住患肢膝关节，刺入穴位后，针尖向外 15°，进针 1.0～1.5 寸，用提插泻法，以下肢抽动 3 次为度。

【主治】中风。

【方义】中风病乃"窍闭神匿，神不导气"使然。内关穴为八脉交会穴之一，通于阴维，属手厥阴心包经之络穴，有养心安神、疏通气血之功。人中穴为督脉、手足阴阳之会穴。督脉起于胞中，上行入脑达颠，故泻人中可调督脉，开窍启闭以健脑宁神。三阴交穴系足太阴脾、足厥阴肝、足少阴肾之交会穴，有补肾滋阴生髓之效，脑为髓海，髓海有余则脑神充沛。内关、人中、委中、极泉、尺泽相伍可开窍醒神通络；补三阴交既可生髓醒脑，又可滋水息风。诸穴合用，补泻兼施，则收到标本兼顾、相得益彰之效。

【临床应用】本方可作为各类中风的基本处方。临床根据合并症的不同，可配以不同的穴位。

1. 如吞咽障碍配风池（双）、翳风（双）、完骨（双）；眩晕配天柱（双）；手指屈伸障碍加患侧合谷；语言不利加金津、玉液点刺放血等。对于针刺人中日久不能耐受疼痛或于中风后遗症期者，可用上星、百会、印堂替代人中或交替使用。

2. 石氏等经数十年的临床研究，用"醒脑开窍"针法治疗万余例中风患者，总有效率达90%以上。经实验研究证实，该法对中风患者或脑缺血动物模型血流动力学、血液流变学、血液生化学、脑组织形态学、脑组织微循环及能量代谢等方面，均有显著的良性调节作用。

二、颞三针

【组成】于偏瘫对侧头颞部，耳尖直上2寸处为第1针；以此为中点，同一水平前后各旁开1寸分别为第2、3针。

【出处】靳瑞，应用头部五类三针的临床经验（中医杂志，1995，第10期）。

【功能】扶助正气，生发少阳，兼以活血化瘀，平肝潜阳。

【操作】取30号1.5寸针，与头部呈20°向下斜刺，深度约占针身3/4，至局部有麻胀感或放散至整个头部为度。据病情虚实做提插捻转补泻或平补平泻手法。留针半小时，每隔半小时行针1次，同时令患者配合活动患肢。

【主治】中风偏瘫后遗症。

【方义】颞部乃足少阳循行分布之处，肝胆相表里，针刺局部可疏通经络气血，平肝息风，鼓舞少阳生发之机。

颞三针位于头部。第一针通过率谷及角孙穴，前者为足太阳、少阳之会，而后者为手足少阳之会；第二针通过悬颅穴手足少阳、阳明之会，及曲鬓穴足太阳、少阳之会；第三针通过浮白穴足太阳、少阳之会，有利于疏通这些经络的气血，平肝息风，清肝胆火，鼓舞少阳生发之机。

【临床应用】

1. 上肢瘫加肩髃、曲池、外关；下肢瘫加环跳、足三里、太冲；语涩加风府透哑门；血脂高加足三里、内关、三阴交。

2. 研究表明，颞三针能改善患者脑动脉的弹性，使其紧张度下降，血管扩张，血流量增加，从而加强病者脑部的血循环，提高脑组织的氧分压，改善病灶周围脑细胞的营养，促进脑组织的修复，从而利于中风后遗症的康复。

三、偏头痛方

【组成】丝竹空透率谷　合谷　列缺　足临泣

【出处】贺普仁《针灸治痛》（科学技术文献出版社，1987）。

【功能】宣散少阳，疏风止痛。

【操作】泻法。

【主治】偏头痛。

【方义】偏头痛病因多端，但究其病位均在少阳。丝竹空为手少阳经脉的终止穴，也是足少阳经气所发之处。率谷属足少阳经脉，也是足少阳、足太阳二经的会穴。丝竹空沿皮透刺率谷，既可疏通手足少阳之气，又可使邪气循太阳经脉达表而解。因此，丝竹空透率谷是治疗一切偏头痛的有效主穴。合谷是手阳明经之原穴，五行属木，既可安神镇静止痛，也能疏通少阳。列缺为手太阴肺经之络穴，据《马丹阳天星十二穴治杂病歌》记载："列缺善疗偏头痛。"与合谷相配，更有原络配穴之意。足临泣属足少阳胆经，按五行亦属木，可疏泄少阳风热，而且它位于足部，寓"上病下取"之意，引气下行。

【临床应用】临证可根据辨证进行加减变化。

1. **外风侵袭**　配风池、曲池、绝骨等穴。

2. **肝胆实热**　内迎香放血，针刺四神聪、行间等穴。

3. **肝木乘土，脾胃虚弱**　配悬颅、颔厌、中脘、足三里或丰隆、气海，针灸并施。

四、癫痫方

【组成】发作期：百会　人中　合谷　腰奇

　　　　间歇期：百会　大椎　风池　腰奇

【出处】邵经明编著《针灸锦囊》（河南科技出版社，1990）。

【功能】醒神开窍，息风止抽；通阳化气，安神镇静。

【操作】针刺操作，一般穴位都按常规操作。唯腰奇穴需要采用3寸以上的长毫针，让病人侧卧屈膝，将针刺入皮下，顺脊柱（督脉）向上沿皮下刺入2.5寸以上，使针感向上传导效果更佳。间歇期根据病人具体情况，每日或隔日针刺1次，每次留针30分钟，中间行针2~3次，10次为1疗程，休息5~7天，继续治疗2~3个疗程，可获远期效果。

【主治】癫痫。

【方义】癫痫发作期宜"急则治标"，开窍醒神，息风止抽，急取百会、人中、合谷以平肝息风。腰奇属经外奇穴，是治疗癫痫的经验有效穴，对个别病例发作呈持续状态仍有较好疗效。

癫痫间歇期宜"缓则治本"，百会位于颠顶，属督脉与手足三阳经和足厥阴经之会穴，有醒脑开窍、镇惊息风的作用，为治疗脑源性疾患的要穴；大椎属督脉与诸阳经交会，具有宣通阳气、定志安神之功；风池是足少阳经穴，乃风邪汇集入脑之门户，具有祛风清热明目、醒脑开窍之功；腰奇穴位于尾骨尖端上2寸处，属经外奇穴，具有通调督脉、醒脑镇静止抽之功。四穴同用对癫痫间歇期的治疗可控制其复发，以巩固远期疗效获得满意效果。

【临床应用】

对本病发作期的治疗，由于发病急，时间短，门诊极少遇到。偶尔遇到，一般采用百会、人中、合谷即可奏效，如个别病例发作呈持续状态时，据实践观察针刺经外奇穴腰奇穴则有较好效果。如遇到抽风虽然缓解但痰涎壅盛，咽喉闭塞，颈项强硬，术者可采用左手食指压迫喉部，右手托按脑后向前推压，可使病人吐出痰涎黏液，病情即可得到缓解。这都是"急则治标"之法。

针灸治疗癫痫，更应重视间歇期的治疗，遵"缓则治本"的原则，选用百会、大椎、风池、腰奇以通阳化气，安神镇静。临证如属脾虚痰盛者，酌加脾俞、胃俞、中脘、丰隆等穴。

五、疟疾方

【组成】大椎　间使　后溪　中渚

【出处】杨长森主编《针灸治疗学》（上海科技出版社，1985）。

【功能】虚者扶正祛邪，实者和解截疟。

【操作】针刺大椎穴，进针要1寸以上，行提插法，使针感向下传达至胸椎部，针间使穴要针感向上传达至肘关节以上。其他各穴针感也要较强。留针30分钟，才能起到较好的截疟作用。对恶寒重发热轻的寒疟，大椎穴针后要加灸疗。

对于久疟体虚的患者，除大椎仍应深刺加强针感外，其余各穴均宜行补法，或加灸法，间日1次，连续治疗。

【主治】疟疾。

【方义】疟疾多乃感受疫疠之气兼受风寒暑湿等邪，伏于少阳半表半里，营卫相搏，正邪交争而发病。

大椎是手足三阳经与督脉之会，可宣通诸阳之气而祛邪，为治疟之要穴。后溪是手太阳经的输穴，通于督脉，能宣发太阳与督脉之气祛邪外出。间使属于手厥阴经，为治疟的经验效穴。三穴同用，可奏通阳祛邪之效。中渚属手少阳三焦经，可疏利少阳，加强和解截疟之功。

【临床应用】

针刺治疗疟疾，一般应在疟发前1小时左右治疗。凡疟区患者，治疗效果较好，针治1～2次即可控制发作，3～4次疟原虫阴转；新去疟区初发病者效果较差；而恶性疟疾症情常较危重，应配合药物治疗。

1. **间日疟，按时发作者**　可采用和解截疟法。以基本方为主，热盛者加曲池、委中；呕吐重者加内关、足三里。

2. **久疟不愈，时发时止，面黄肌瘦体质衰弱者**　宜扶正祛邪，加肝俞、脾俞、足三里、三阴交等。

六、呃逆方

【组成】主穴：膻中　中脘　内关（双侧）

　　　　辅穴：3～4颈椎夹脊穴　足三里

【出处】杨介宾.针灸治疗呃逆胃痛.〔四川中医，1987，5（1）：48〕。

【功能】宽胸快膈，和胃降逆。

【操作】选用 28 号毫针，采用强刺激泻法。针膻中宜沿皮直透中庭；内关透外关；颈椎夹脊穴针向脊柱。诸穴必须得气，留针半小时，每 3 分钟提插捻转一次，并于出针后加拔火罐，以皮肤紫红色为度。

【主治】呃逆。

【方义】呃逆多因饮食不节，伤及中土，胃失和降，气机逆乱，直冲气道而致。其治常以宽胸快膈、和中降逆为法。上气海膻中，沿皮直透中庭，宽胸顺气。中脘系腑之会，胃之募，直刺 1 寸，调中和胃以降逆。内关透外关，针感直达胸胁，疏调上中下三焦气机。足三里胃之合穴，针刺通调腑气。颈椎夹脊穴，针向脊柱，针刺 1.5 寸，针感强烈，舒胸快膈。

【临床应用】

以上主、辅穴，远近相伍，组成两组处方，交换治疗。

七、扶脾升胃方

【组成】胃上穴　天枢　百会　气海　脾俞　足三里

【出处】王胜，刘冠军．针灸应用脾胃学说的经验．〔中医杂志，1993，1（27）〕。

【功能】升阳益气，温运脾阳。

【操作】令患者仰卧屈膝，按顺时针方向按摩腹部 20 次，然后将拇食指分开，用虎口从耻骨联合上缘推按，使胃底上举；另一术者，取 4 寸毫针，从胃上穴沿皮刺到天枢，行温针补法，加电针，再行百会、气海温针，留针 20 分钟，至患者感觉胃体上抽后出针，再令患者高尾盘卧，行腹式呼吸 100 次，然后温针脾俞、足三里。

【主治】胃下垂。

【方义】胃下垂多因平素体虚，饮食不节，饥饱失常，或因禀赋不足，久病耗伤脾胃之气，肌肉消瘦，动则气坠，升清降浊无权所致。取脾俞、足三里，健脾升清；气海为任脉经穴，可温肾健脾，以助脾气升健。天枢为大肠经募穴，可以降浊。胃上穴为经外奇穴，下脘旁开 4 寸，可助脾胃升运。百会有升提阳气的作用，与诸穴相配，共奏升阳益气、温运脾阳之功。

【临床应用】

临床应用本方治疗胃下垂效果肯定，配合按摩效果更好。亦可配服中药。

八、痢疾方

【组成】天枢　足三里　上巨虚

【出处】邱茂良．针刺治疗急性细菌性痢疾的研究〔全国针灸针麻学术讨论会论文摘要（一），1979〕。

【功能】清热利湿，消积导滞。

【操作】针用泻法。进针要深，腹部各穴进针 1.5 寸以上，下肢穴位 2 寸以上；提插幅度、捻转角度要大，频率要快。在第一、二次治疗时，更应注意操作，才能迅速缓解或控制症状。随着腹痛、腹泻、发热等症的减轻，针刺深度可略浅，针刺手法亦相应减轻。重证每天针 2～3 次，轻证日 1 次，症状好转后均每日 1 次。留针时间一般为 30～60 分钟，腹痛甚便次多者，可延长至 1 小时以上。在留针时，病者感腹痛消失或减轻，腹泻停止，如要大便，行针可使便意消失而继续留针。

【主治】急性菌痢。

【方义】急性菌痢证属湿热食滞，互阻大肠，伤及阳明气血所致。用清热化湿，消积导滞法。上巨虚以宣导肠中积滞。

【临床应用】

单纯用针刺治疗，收到良好的疗效。10 天内治愈率，一般可达 90% 以上。热重证加曲池、合谷以祛邪热；湿重证加阴陵泉、三阴交以祛脾湿；寒湿证天枢加用艾条灸；腹痛甚者加气海；后重甚者加中膂俞；高热者加大椎；呕吐者加中脘；症状消失，仅大便细菌培养仍阳性者，只用足三里或上巨虚一穴，至连续 3 次阴转为止。

九、胁痛方

【组成】支沟　阳陵泉

【出处】吕景山著《针灸对穴临床经验集》（山西科技出版社，1986）。

【功能】和解少阳，活络止痛。

【操作】属实证者针刺用泻法；属虚证者针刺用补法。

【主治】胁痛。

【方义】本病临床辨证有虚实之分，左右之别。针刺治疗本病，多从肝、胆两经入手，即和解少阳，活络止痛。

支沟，为手少阳三焦经经穴，金火穴，有调理脏腑，通关开窍，活络散瘀，行气止痛，清利三焦，通调腑气，降逆泄火之功。阳陵泉，又名筋会，为足少阳胆经脉气所入，属合土穴，有和解少阳，疏肝泄胆，清泄湿热，祛除风邪，舒筋活络，缓急止痛之效。支沟以清利三焦之气为主，阳陵泉以疏调肝胆为要。二穴伍用，一上一下，同经相应，同气相求，疏散郁结，和解少阳之力益彰。

【临床应用】

属实证者，以基本方为主，佐以病所反应点（压痛点），针刺用泻法；属虚证者，宜加肝俞、胆俞，针刺用补法。

十、泌尿系结石方

【组成】肾俞　膀胱俞　患侧的京门穴

【出处】胡熙明主编《针灸临证指南·司徒龄治疗肾绞痛》（人民卫生出版社，1991）。

【功能】行气解结，利尿镇痛。

【操作】均用拔火罐法。

【主治】泌尿系结石。

【方义】泌尿系结石属中医学"石淋"范畴，治宜行气解结，利尿镇痛。

肾俞为肾之背俞穴，膀胱俞为膀胱之背俞穴，二穴均为气街通达之处。京门属足少阳胆经，为肾之募穴，别名气府、气俞，位于腰侧部，可治腰痛及肾炎等病。本病取上述病位近部穴位拔火罐治疗，疏通经络，行气解结，利尿镇痛，因而能获得显著疗效。

【临床应用】

本方法可作为治疗泌尿系结石的基本治法，临证可配合利尿通淋祛石之方药。结石较大者，尚需手术治疗。

十一、前列腺方

【组成】 主穴：秩边透水道。

湿热下注加阴陵泉、丰隆。

气滞血瘀加太冲、三阴交。

肝肾阴亏加肝俞、肾俞。

肾阳不足加关元、命门。

【出处】 冀来喜. 秩边透水道针法治疗前列腺炎的临床及基础研究（山西省科委课题鉴定材料，1998）。

【功能】 清利湿热，行气止痛。

【操作】 主穴秩边透水道：患者取俯卧位，以30号6寸长针，从秩边定向深刺透向水道穴，即在髂后上棘内缘与股骨大转子内缘连线的上2/5与下3/5交界处进针，与患者躯体矢状面呈20°夹角、与水平面平行进针，轻捻徐入4～6寸，令针感传至会阴部或睾丸或小腹部为度，施捻泻法1分钟，不留针。各组配穴：依常规法进针，得气后行平补平泻手法，留针30分钟。疗程：隔日一次，连续15次为1疗程，一般连续治疗3个疗程。

【主治】 急慢性前列腺炎、良性前列腺增生症之功能梗阻者。

【方义】 急慢性前列腺炎、良性前列腺增生症概属中医学"癃闭""淋证""白浊""阳痿""早泄"等范畴，病位在肾与膀胱，病机主要有湿热下注、气滞血瘀、肝肾阴亏、肾阳不足等。

"秩边透水道"针法源于《灵枢·官针》："病在中者，取以长针。"《灵枢·癫狂》："内闭不得溲，刺足少阴、太阳与骶上以长针。"秩边穴位于"骶上"，为膀胱经要穴，膀胱经循行"络肾、属膀胱"，所以取长针深刺秩边穴，气至病所，可行气止痛，利湿通淋。湿热下注者，配阴陵泉、丰隆以加强清热利湿之功；气滞血瘀者，配太冲、三阴交以加强行气活血止痛之效；肝肾阴亏者，配肝俞、肾俞以增强滋补肝肾之功；肾阳不足者，配关元、命门以助补肾壮阳之效。

【临床应用】

急慢性前列腺炎、良性前列腺增生症属于中老年男性常见病，目前临床尚无肯定的良效治疗手段。应用本法见效快，但疗程较长。治疗期间一般不需配合其他疗法。对于前列腺增生症之机械梗阻者，则需手术以解除机械压迫。

第二节　妇儿科病证处方

一、功能性子宫出血方（简称"宫血"）

【组成】关元　三阴交　隐白

【出处】孙国杰编著《中医药高级丛书·针灸学》（人民卫生出版社，2000）。

【功能】固摄冲任，清热，补气，化瘀。

【操作】根据证候虚实采用相应手法。隐白可用点刺法或艾灸法，或用艾条施灸15～20分钟，或用麦粒灸5～7壮。一般留针20～30分钟，每天治疗2～3次。

【主治】无排卵型宫血，排卵型宫血，临床上可包括青春期功能性子宫出血、生育年龄宫血和更年期宫血。

【方义】关元为足三阴与冲、任脉的交会穴；三阴交为足三阴的交会穴；隐白为足太阴脾经的井穴，具健脾止血之功，亦是治疗功能性子宫出血的经验有效穴。三穴合用，可固摄冲任，治疗各种类型的功能性子宫出血。

【临床应用】

本方是治疗各种类型的功能性子宫出血的基本方，临床亦可结合以下备用方。

1. 耳针处方　子宫、皮质下、内分泌、肾、肝、脾、卵巢、神门。每次选用3～4穴，毫针刺用中等手法，留针40～60分钟，间歇行针。也可用压丸或埋针法，左右两耳交替轮换。

2. 穴位注射　取气海、关元、中极、肾俞、关元俞。可用维生素B_{12}或黄芪、当归等注射液，每穴可注药液2mL。每日1次，10次为1疗程。

3. 三棱针挑治　在腰骶部督脉、膀胱经上寻找反应点。方法：用三棱针挑破0.2～0.3cm长，0.1cm深，将白色纤维挑断，每次选用2～4个点，每月1次，连续挑治3次。

4. 皮肤针处方　腰骶部督脉、膀胱经，下腹部任脉、肾经、胃经、脾经，下肢足三阴经。由上向下反复叩刺3遍，用中等刺激，每天治疗1～2次。

二、小儿疝气灸疗方

【组成】三阴交（对侧）　归来（同侧）

【出处】陆垚垚编著《陆瘦燕朱汝功针灸学术经验选》（上海科学技术出版社，1959）。

【功能】温补元气，调节气机。

【操作】以上2穴，每次灸治1穴，每次施艾炷灸57壮，艾炷如麦粒大，隔3天再另灸1穴。

【主治】小儿疝气。

【方义】盖三阴交者，足三阴经交会之穴，统三经之经气，灸治此穴可以温补足三阴的元气，针治此穴可以疏泄三经的壅滞。归来属阳明胃经，阳明者，五脏六腑之海也，主润宗筋，与冲脉会于气街，故气街（冲）穴乃系胃气出入之街，有渗灌督带、濡润前阴诸筋的功效，治疗偏坠本应取用此穴。但此穴不宜多灸，恐引动冲脉之气，厥逆上行，使人喘息，所以取归来代之，引胃气灌济前阴，故能克奏厥效。至若施用针法，当仍取用气冲为宜。

【临床应用】首取三阴交施治。因肝脉绕行阴器左右交贯，因此临床上左坠则治右，右坠则治左，作用可以直达阴部。临床若施针法，则再配同侧气冲；若用灸疗则再配同侧归来。一般 2 次灸毕即能痊愈。若病程较长，1 次灸后不愈者，休息 2 星期再灸第二疗程，直至收到疗效为止。

三、小儿遗尿方

【组成】关元　气海　三阴交　合谷
【出处】杨依方编著《杨永璇中国针灸经验选》（上海科学技术出版社，1984）。
【功能】补肺脾，益肾气。
【操作】补法。采取徐捻入针的方法，针关元穴应用烧山火手法，行少阳之数，针感须达阴部，针三阴交穴针感须至膝关节以上，留针 10~15 分钟，出针前再行提插捻转 1 次。如遗尿次数较多，或尿频属于肺气郁遏的，合谷穴可用泻法，采取双手运针法加强刺激。

【主治】小儿遗尿。

【方义】遗尿病主要由于下元虚冷，不能固摄所致。与足三阴经、任脉等关系密切。关元是足三阴任脉之会，肝、肾及任脉的经脉皆络阴器，取本穴可以调和足三阴和任脉的经气，使遗尿自止。三阴交是足太阴、少阴、厥阴之会，取本穴正如汪省之所说"三阴交一穴可尽"；又本穴系脾经要穴，脾主上，遗尿如因脾气不能散精，土虚不能制水的，取此穴有扶脾实土制水之功。气海穴功用略近关元，顾名思义，气海是人身生气之海，又为任脉脉气所发，本穴可以温阳调元，补益真气，使"阳元在下者温暖"，而溺自止。合谷是手阳明的原穴，大肠与肺相表里，故内经谓合谷可"候胸中之气"，本病取此以调肺气，气和则水自化，治节有常，水道通调，遗尿就能轻痊，故亦为治遗尿的要穴。

【临床应用】本方是治疗小儿遗尿病的基本处方，尤以关元、三阴交为重点穴位。故临证时首取关元、三阴交针之，往往即可奏效，若配合气海、合谷效果则更佳。

针刺时间掌握：每隔一天针刺 1 次。对经连续治疗 1 周以上遗尿停止者，治疗次数可延长至每周 1 次；经 3 周治疗后，停针观察。若病已轻痊，偶尔一遗者，每 4~5 天治疗 1 次，如经 2~3 星期未遗尿者，则予停针观察。

第三节　其他科病证处方

一、乳癖方

【组成】屋翳　膻中　肩井　天宗　肝俞　合谷

【出处】郭诚杰. 电针治疗乳腺增生 105 例〔陕西中医，1992，13（5）〕。

【操作】屋翳呈 15°向外平刺 1.5 寸，膻中向下平刺 1.5 寸，从后向前平刺肩井 1.5 寸，向外下 45°刺天宗 1 寸，余穴按常规手法针刺。留针 15～30 分钟，5～10 分钟行针 1 次。

【功能】疏肝解郁，活络除癖。

【主治】乳腺小叶增生、乳房纤维腺瘤。

【方义】屋翳，足阳明胃经，近取通乳络。肝俞、膻中，疏肝解郁，调气。肩井、天宗、合谷调气，通络，散结，除滞。

【临床应用】处方穴位加减，肝火炽盛加太冲；肝肾阴虚加太溪；气血两虚加足三里；月经不调加三阴交。

二、消炎复聪方

【组成】听会　翳风　丘墟　足三里

【出处】肖少卿. 抗炎抗感染的针灸处方简介〔针灸学报，1992，3（1）〕。

【功能】清泄肝胆湿热，通利耳窍。

【操作】泻法，足三里补法。

【主治】中耳炎。

【方义】本方具有消炎解毒抗感染恢复听力的作用。听会、丘墟为足少阳胆经之穴，其经循耳，具有清泄肝胆之热、通利耳窍之功。翳风属足少阳三焦经，又为手足少阳之会，能加强清泻胆火、通耳窍之效。足三里具有强壮机体作用。

【临床应用】实证者加耳门、风池、外关；虚证者加太溪；发热者，加合谷、曲池；耳鸣者，加中渚。

三、眼肌麻痹方

【组成】单眼上睑提肌麻痹，主穴鱼腰　辅穴阳白　太阳　合谷

外直肌麻痹，主穴瞳子髎　辅穴风池　太阳　光明

动眼神经麻痹阳白　鱼腰　瞳子髎　四白　合谷　光明　臂臑

眶上裂综合征取穴同动眼神经麻痹

眼肌重症无力取穴同上睑提肌麻痹

【出处】王立早编著《中国针灸处方大成》（江西科学技术出版社，1990）。

【功能】疏经活络。

【操作】光明向对侧刺 1～1.5 寸，合谷直刺 1 寸，臂臑向上呈 45°刺 0.8～1 寸，三穴均施捻转提插法。瞳子髎透鱼腰。自瞳子髎沿皮呈 15°刺向鱼腰；针阳白时，由阳白横刺向鱼腰（透针）。左风池针尖向右眼方向进针，右风池针尖向左眼方向进针，施捻转手法。患者均取卧位，针刺捻转得气后留针 10～15 分钟，中途要行针 1 次。眼部诸穴用轻刺激，远道穴刺激稍强。每日或间日 1 次，10 次为 1 疗程，疗程间休息 3～5 天。如 1 疗程即愈，可再加针 1 次，以巩固疗效。

【主治】眼肌麻痹，动眼神经麻痹，眼重症肌无力，以及外伤性眼肌麻痹等。

【方义】本方以局部取穴为主，以疏通经络，调和气血。瞳子髎为手太阳经、足少阳经交会穴；阳白为足少阳经、足太阳经、阳维脉交会穴；四白属足阳明胃经穴；鱼腰、太阳为经外奇穴；风池为足少阳经、阳维交会穴。以上六穴是局部取穴与邻近取穴，以疏调眼部经气。合谷为手阳明之原穴，四总穴之一，"面口合谷收"；光明为足少阳胆经络穴，臂臑为手阳明络之会，上三穴为远道取穴，以疏调手足阳明经气。

【临床应用】本方适用于各种类型的眼肌麻痹，临床体会唯先天性者效果不理想，外伤性治愈较难。

四、鼻衄方

【组成】天府（双）　孔最（双）

【出处】师怀堂主编《中医临床新九针疗祛》（人民卫生出版社，2000）。

【功能】宣肺泄热，止鼻衄。

【操作】均用毫针直刺，双侧同取，行提插捻转泻法，以局部痠胀或针感向下走窜为度。

【主治】鼻衄。

【方义】鼻衄多为风热袭肺，或肺热壅滞，循经上扰所致，俗称"上火"。天府为手太阴肺经穴，位于上臂，简易取穴可"以鼻点穴"，是治疗鼻衄的经验有效穴。孔最为手太阴肺经之郄穴，阴经郄穴主治血证，肺开窍于鼻，故孔最尤善治疗鼻衄。

【临床应用】本方操作简便，对常见之肺热所致者行之有效。多数情况立竿见影，且一次即可收功。对于热甚者，可酌加少商、商阳点刺放血。

五、减肥方

【组成】内分泌　胃　三焦　小肠　脾　肾

【出处】李志道编著《常见病耳穴治疗图解》（天津科学技术出版社，1995）。

【功能】调整胃肠功能，清利实热。

【操作】耳穴理藏揿针或王不留行籽，胶布固定，每日在感觉饥饿时或饭前按压，每次按压3分钟左右，中强度刺激，3天更换对侧耳穴，7次为1疗程，疗程间隔5天。

【主治】形体肥胖、消谷善饥、口渴喜饮、小便短赤、大便秘结、舌红苔黄等。

【方义】脾胃乃升降之枢，与消化功能、能量、水盐和物质代谢密切相关。单纯性肥胖患者中，胃肠实热型最为常见。其病机主要是素体阳盛体质，又加之饮食不节，贪食过多的肥甘厚味，实热积于胃肠，胃肠功能失调。故刺激耳部穴位内分泌、胃、三焦、小肠、脾、肾调节肠胃的功能，消除肥胖。

【临床应用】

1. 多食易饥者，加饥点。

2. 嗜睡者，加额。

3. 饮水多者，加渴点、肺。

4. 便秘者，加大肠。

5. 动则气急汗出者，加肺。

六、戒烟方

【组成】交感　神门　口　肺

【出处】李志道编著《常见病耳穴治疗图解》（天津科学技术出版社，1995）。

【功能】调和气血，通络解毒。

【操作】耳穴埋藏揿针或王不留行籽胶布固定，每日按压3次，每次按压3分钟左右，中强度刺激，3天更换对侧耳穴，7次为1疗程，疗程间隔5天。

【主治】烟瘾癖发作。

【方义】中医学认为人体虽分脏腑、九窍、四肢、百骸等，但它们都是整体的一部分，每一局部又是一个小整体，耳亦如此，不仅是一个听觉器官，而且和经络脏腑有着密切的联系，在生理、病理方面息息相关。故耳部穴位交感、神门、口、肺，有宣通经络气血、调节脏腑功能、消除瘾癖之功。

【临床应用】

1. 气喘、咳嗽、心悸、气短者，加大肠、心。

2. 头昏、耳鸣、遗精、月经紊乱者，加肝、肾。

3. 胃痛、腹胀纳差者，加脾、胃。

主要参考书目

《灵枢经》人民卫生出版社

《针灸甲乙经》晋·皇甫谧，人民卫生出版社

《备急千金要方》唐·孙思邈，人民卫生出版社

《针灸资生经》宋·王执中，上海科学技术出版社

《太平圣惠方》宋·王怀隐，人民卫生出版社

《圣济总录》宋·赵佶，人民卫生出版社

《扁鹊神应针灸玉龙经》元·王国瑞，中国古籍出版社

《济生拔粹》元·杜思敬，长沙商务印书馆

《针灸大成》明·杨继洲，人民卫生出版社

《类经图翼》明·张介宾，人民卫生出版社

《针灸大全》明·徐凤，人民卫生出版社

《针灸聚英》明·高武，中国中医药出版社

《审视瑶函》明·傅仁宇，上海人民出版社

《神应经》明·陈会，中国古籍出版社

《奇效良方》明·方贤，北京商务印书馆

《医学纲目》明·楼英，人民卫生出版社

《神灸经纶》清·吴亦鼎，中医古籍出版社

《针灸逢源》清·李学川，中国书店

《针灸处方学》王岱主编，北京出版社

《针灸学词典》上海科学技术出版社

《石学敏临症集验》天津科学技术出版社

《常用腧穴临床发挥》李世珍，人民卫生出版社

《常见病耳穴治疗图解》李志道主编，天津科学技术出版社

《针灸学》石学敏主编，中国中医药出版社

《李志道组穴》李岩、周震主编，中国医药科技出版社